消化系统疾病
临床诊治要点
XIAOHUA XITONG JIBING LINCHUANG ZHENZHI YAODIAN

主编 曲海霞 任 玲 林 昱 薛立峰 王桂娟 周庆文

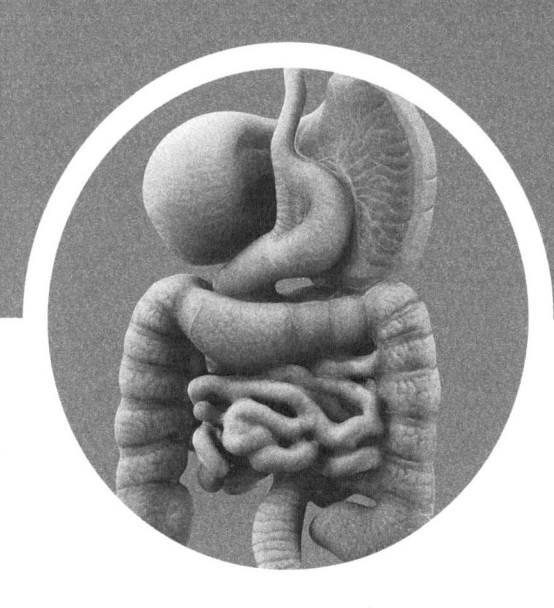

图书在版编目（CIP）数据

消化系统疾病临床诊治要点 / 曲海霞等主编. -- 广州：世界图书出版广东有限公司, 2025.5. -- ISBN 978-7-5232-2253-9

Ⅰ. R57

中国国家版本馆CIP数据核字第2025AK9888号

书　　　名	消化系统疾病临床诊治要点
	XIAOHUA XITONG JIBING LINCHUANG ZHENZHI YAODIAN
主　　编	曲海霞　任　玲　林　昱　薛立峰　王桂娟　周庆文
责任编辑	曾跃香
责任技编	刘上锦
装帧设计	品雅传媒
出版发行	世界图书出版有限公司　世界图书出版广东有限公司
地　　址	广州市海珠区新港西路大江冲25号
邮　　编	510300
电　　话	（020）84460408
网　　址	http://www.gdst.com.cn
邮　　箱	wpc_gdst@163.com
经　　销	新华书店
印　　刷	广州小明数码印刷有限公司
开　　本	889 mm × 1 194 mm　1/16
印　　张	9.25
字　　数	273千字
版　　次	2025年5月第1版　2025年5月第1次印刷
国际书号	ISBN 978-7-5232-2253-9
定　　价	138.00元

版权所有　翻印必究

（如有印装错误，请与出版社联系）

咨询、投稿：（020）84460408　451765832@qq.com

编 委 会

主　编　曲海霞　青岛市市立医院

　　　　　任　玲　连云港市第一人民医院

　　　　　林　昱　普宁华侨医院

　　　　　薛立峰　深圳市宝安区人民医院

　　　　　王桂娟　吉林医药学院附属医院

　　　　　周庆文　菏泽市牡丹人民医院

副主编　魏　源　青岛市第八人民医院

　　　　　敖文静　通辽市人民医院

　　　　　郑继统　海南西部中心医院

　　　　　陈　群　重庆市开州区人民医院

　　　　　杨　勒　湖南省益阳市中心医院

　　　　　陈　彦　成都医学院第二附属医院（核工业四一六医院）

　　　　　张　娟　大连市公共卫生临床中心

　　　　　刘　娟　常州市第三人民医院

　　　　　战秀岚　中国人民解放军火箭军特色医学中心

　　　　　刘　慧　中国人民解放军联勤保障部队第九七〇医院

编　委　张丽波　中国人民解放军联勤保障部队第九八〇医院

　　　　　赵迎峰　中国人民解放军东部战区总医院

　　　　　马江辰　杭州市第一人民医院城北院区（杭州市老年病医院）

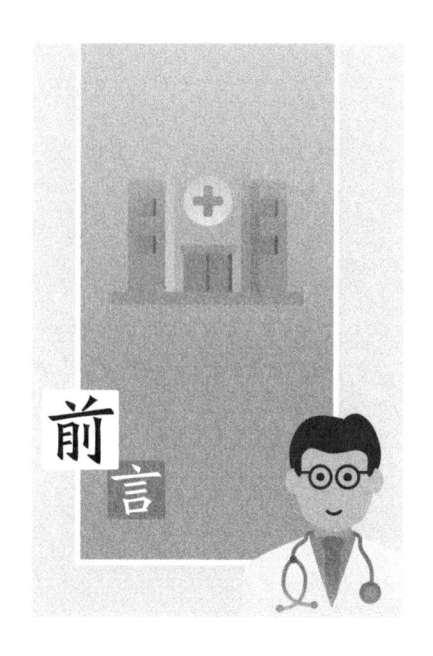

消化系统疾病是世界范围内的常见疾病，我国消化系统疾病的发病率一直居高不下。随着我国经济的快速发展，人们的生活方式和饮食习惯逐渐变化，我国的消化系统疾病谱和以前相比有了很大差别。一方面，原来一些发病率较低的疾病却呈现出发病率逐年上升的趋势；另一方面，随着消化内镜技术的飞速发展，以往很多依赖外科手术治疗的消化系统疾病可以安全有效地在内镜下得到彻底的治疗。

本书全面详尽而且系统地介绍了消化系统疾病诊治的发展，涉及消化病学的基础理论与临床实践，兼顾了各种消化系统疾病的诊断治疗技术，既有权威性的国内外规范和共识，又有各位编者自己宝贵的实践经验。

本书涉及内容广泛，并且疾病种类繁多，因编者水平有限，若书中存在不足之处，望各位专家和学者，以及广大读者批评指正，提出宝贵意见。

编　者

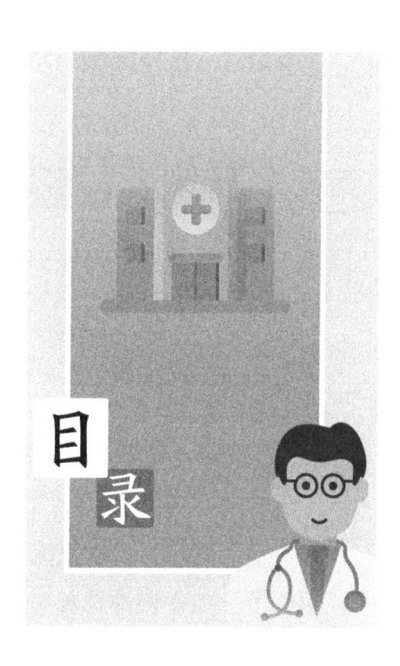

第一章 消化疾病的主要表现

第一节 腹痛 ··· 1

第二节 吞咽困难 ·· 7

第三节 恶心、呕吐和消化不良 ··· 11

第四节 腹泻和便秘 ·· 20

第二章 胃部疾病

第一节 急性胃炎 ·· 38

第二节 慢性胃炎 ·· 41

第三章 肠道疾病

第一节 细菌性痢疾 ·· 53

第二节 肠梗阻 ·· 59

第三节 肠易激综合征 ·· 64

第四章 肝脏疾病

第一节 病毒性肝炎 ·· 69

第二节 药物性肝病 ·· 80

第三节 酒精性肝病 ………………………………………………………………………… 86

第五章 胆囊疾病

第一节 胆囊炎 ……………………………………………………………………………… 91
第二节 胆囊结石 …………………………………………………………………………… 98
第三节 胆囊肿瘤 …………………………………………………………………………… 105

第六章 老年消化系统疾病

第一节 老年胃食管反流病 ………………………………………………………………… 112
第二节 老年慢性胃炎 ……………………………………………………………………… 116
第三节 老年吸收不良综合征 ……………………………………………………………… 121
第四节 老年消化道出血 …………………………………………………………………… 126

参考文献 ……………………………………………………………………………………… 137

第一章 消化疾病的主要表现

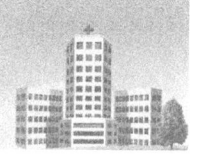

第一节 腹痛

腹痛是消化疾病的常见表现，但正确诊断腹痛的原因是一项极具挑战性的工作。极其细微的症状和迹象常常可以提示危重疾病，因此不能疏忽任何临床表现，诊断难度大。详细地询问病史，严格地查体至关重要。腹痛的病因学分类（如表1-1所示）虽然尚不全面，然仍可为评估腹痛的病因提供有益参考。

表1-1 腹痛的主要病因

腹源性疼痛
- 腹壁炎症
  - 细菌感染
    - 阑尾穿孔或其他内脏穿孔
    - 盆腔炎症疾病
  - 化学刺激
    - 穿孔性溃疡
    - 胰腺炎
    - 痛经
- 空腔脏器机械性梗阻
  - 小肠或大肠梗阻
  - 胆管梗阻
  - 输尿管梗阻

- 血管紊乱
  - 栓塞或血栓形成
  - 血管破裂
  - 压力或扭转闭塞
  - 镰状细胞性贫血

- 内脏脏面肿胀，如出血等
  - 肝或肾栓塞
- 内脏炎症
  - 阑尾炎
  - 伤寒
  - 盲肠炎

腹外来源的牵扯痛
- 心胸疾病
  - 急性心肌梗死
  - 心肌炎，心内膜炎，心包炎
  - 充血性心力衰竭
  - 肺炎
  - 肺栓塞

- 胸膜痛
- 气胸
- 脓胸
- 食管疾病
- 生殖器疾病
- 睾丸扭转

代谢性病因
- 糖尿病
- 尿毒症

- 急性肾上腺功能不全
- 家族性地中海热

续　表

高脂血症	卟啉病
甲状旁腺功能亢进	酯酶抑制剂缺乏（急性血管神经性水肿）

神经病学/精神病学原因

　　带状疱疹　　　　　　　　　　　　　　脊髓或神经根压迫

　　脊髓痨　　　　　　　　　　　　　　　功能性失调

　　灼痛　　　　　　　　　　　　　　　　精神疾病

　　感染或关节炎所致脊神经根炎

中毒

　　铅中毒

　　昆虫或动物毒液螫人

　　　黑寡妇毒蛛

　　　毒蛇咬伤

不明原因

　　麻醉药戒断

　　中暑

不建议使用"急性或外科急腹症"的诊断，这一诊断经常具有误导性，会表达错误的含义。绝大多数明显的"急腹症"并不需要手术干预，极其轻微的腹痛却常提示危急的损伤。因此需要对每一位近期有腹痛发作的患者进行彻底的检查并准确诊断。

一、起源于腹部的疼痛的相关机制

（一）腹膜壁层炎症

腹膜壁层炎症的一个特点为持续性疼痛，并直接发生于炎症部位上方。由支配腹膜壁层的躯体神经传输可获得疼痛的准确部位。在特定时间内，作用于腹膜表面的炎症介质的类型和数量决定了疼痛的强度。例如，少量的胃酸突然渗入腹腔造成的疼痛远较等量的大量细菌污染的中性粪便为著；具有酶活性的胰液和炎症导致的疼痛远比等量的不具酶活性的无菌胆汁导致的疼痛强烈。再如，血液和尿液与腹膜接触时不会引起突发和强烈的疼痛；在诸如盆腔细菌感染的炎症疾病状态下，在细菌繁殖造成的刺激性物质大量聚集前，疼痛的强度往往相对较轻。

刺激性物质作用于腹腔的频率相当重要。溃疡病穿孔可有不同的临床表现，具体取决于胃液进入腹腔的速度。

触诊、由于咳嗽或打喷嚏造成的腹膜活动可引起腹膜张力的改变，进而加重腹膜炎症导致的疼痛。腹膜炎患者表现为在床上静卧、避免活动，与腹疝患者不断扭动以减轻疼痛形成了鲜明对比。

腹膜刺激征的另一个特点是腹部的反射肌肉痉挛会累及全腹。伴随腹膜炎症发生的肌肉痉挛的强度依赖于炎症发生的部位和速度，以及神经系统的完整性。肌肉痉挛可减轻阑尾穿孔引起的疼痛，或者当溃疡进入小腹膜囊时将使疼痛减弱或消失，起到"保护"作用。炎症的缓慢发展往往会极大地削弱肌肉痉挛的程度。发生于慢性的、病重的、虚弱的老年患者或有精神症状患者的危重腹部急症，如溃疡穿孔，疼痛极弱或不易察觉，肌肉痉挛较轻。

（二）空腔脏器梗阻

腹部空腔脏器梗阻导致的疼痛，传统意义上认为是间歇性胀痛，或腹部绞痛。空腔脏器肿胀极少伴发严重持续的疼痛，即缺乏痉挛特点的疼痛，这一点对于避免误诊十分重要。另外，空腔脏器梗阻疼痛远不及腹膜炎症所致腹痛容易定位。

小肠梗阻产生的绞痛好发于脐周或脐上，且定位困难。小肠持续扩张而失去肠鸣音，绞痛的特点随之消失。同时合并绞窄性肠梗阻，由于肠系膜根部被牵引，其疼痛会辐射至腰部以下。结肠梗阻的疼痛强度较小肠弱，并常发生于脐下部位。疼痛辐射至腰椎的症状及表现常见于结肠梗阻。

胆管系统突然扩张引发的持续性疼痛区别于绞痛，因此"胆绞痛"这一术语有一定的误导性。急性胆囊扩张通常会引起右上腹疼痛并辐射至右后肩胛区，或右肩胛骨上部，也可至中线；胆总管扩张通常与上腹部并辐射至腰上部的疼痛相关。疼痛的变异相对较大，但也可能消失，因此鉴别诊断非常重要。可以没有典型的肩胛下或腰部放射痛的症状，而且不同部位的胆管系统的扩张导致的疼痛可以不同，如胰头癌，有可能并无痛觉，或只产生上腹部或右上腹的轻微痛觉；胰管扩张可能引起类似胆总管扩张的疼痛。另外，斜卧位会加重疼痛，而直立位可缓解疼痛。

膀胱梗阻引起耻骨弓上钝性疼痛，强度较弱。在病情较轻的患者中，坐立不安且无特殊疼痛主诉可能会是膀胱膨胀的主要表现。相反，输尿管内的急性梗阻引发特异性的耻骨弓伤和侧腹部痛，并辐射至阴茎、阴囊及大腿内侧。肾盂输尿管连接部梗阻会在肋椎角感觉到疼痛，而输尿管其余部位的梗阻与侧腹部痛相关并发展到同侧腹部。

（三）血管障碍

尽管大量的临床经验并不提示与腹腔内血流障碍相关的疼痛是突发和危重的，但其总是被误认为是突发和危重的。肠系膜上动脉血栓、血栓形成或腹部大动脉瘤先兆破裂导致的疼痛显然非常严重，并且是弥散性的。然而，单纯肠系膜上动脉栓塞的患者，只在血管破裂或腹腔炎症，或破裂的前2~3天才有轻微的持续性、弥散性痉挛疼痛。在初期，一般只有轻微的不适，这种不适是由蠕动增强所致，而不是腹腔炎症造成的。肠系膜上动脉阻塞的临床特点是腹痛常常不伴有腹肌反跳痛及肌紧张，腹痛辐射至骶区、侧腹部或生殖器应该始终被认为是腹部动脉瘤破裂可能发生的征兆。疼痛在血管或血管瘤破裂前会持续数天。

二、腹部疾病牵涉痛

由于上腹的疾病，如急性胆囊炎或溃疡穿孔等，通常与胸腔内并发症相关，因此胸腔、脊椎或生殖器引发的腹部牵涉痛使临床诊断受到干扰。一个至关重要、常常被忽略的问题是，对每一位腹痛患者，都应该考虑到胸腔疾病的可能性，特别是在患者上腹疼痛时。针对心力衰竭、肺栓塞、肺炎、心包炎或食管疾病（经常被误诊为急腹症的胸腔内疾病）的系统的病史询问和体格检查可以提供充分的线索以明确诊断。由于肺炎或肺栓塞继发的胸隔膜炎可造成右上腹和锁骨上部疼痛，辐射至锁骨上部的疼痛，所以需要将其与由肝外胆管系统急性扩张继发的肩胛下牵涉痛相鉴别。腹痛的病因需要经过数小时的细致观察和综合考虑才能获得最终诊断，因此在上述时间内反复询问病情和进行体格检查能够为得到正确的诊断提供证据。

胸源性疼痛往往伴随着一侧胸部的移动受限及呼吸节律的延迟或停顿。上述疼痛的程度往往比腹腔内疾病造成的腹痛来得更明显。另外，牵涉痛造成的腹部肌肉痉挛在吸气相时减弱，而如果是胸源性疼痛，无论是吸气相还是呼气相，痉挛均持续存在。触诊于腹部牵涉痛部位一般不会加重疼痛，多数情况下反而会使疼痛有所缓解。胸部疾病和腹部疾病经常同时存在，鉴别诊断更为困难。例如，已知患有胆管疾病的患者，常伴发心肌梗死引起的上腹部疼痛；早先罹患心绞痛的患者，其胆绞痛发作时，往往有心前区和左肩的牵涉痛。

来源于脊椎的牵涉痛往往累及神经根的压迫和刺激，其特点是当某种活动如咳嗽、打喷嚏用力时，疼痛加重；并与受累神经节段的感觉过敏相关。来源于睾丸或精囊的牵涉痛，即使对上述器官施以最轻微的压力也会加重其程度。

三、腹部代谢性危象

代谢性疼痛易与任意一种腹内疾病相混淆，这是由多种因素造成的。在某些情况下，代谢性疾病如高脂血症，本身也可伴发诸如胰腺炎一类无手术必要的腹内疾病。例如，与酯酶缺乏相关的血管神经性水肿往往伴发严重腹痛。无论何时，腹痛原因不明时，都应考虑代谢性疾病的可能性。此外，腹痛也是家族性地中海热的重要指征。

有些疼痛的鉴别诊断比较困难。例如，卟啉病疼痛和铅绞痛经常很难与肠梗阻区分开，原因在于上述疾病的突出特征均为肠蠕动增强。尿毒症和糖尿病的疼痛是非特异性的，疼痛和压痛经常发生位置和强度方面的变化。糖尿病性酸中毒常突发急性阑尾炎或肠梗阻，因此如果纠正代谢异常不能迅速缓解腹痛，就应高度怀疑潜在的器质性问题。再如，黑寡妇毒蛛叮咬产生强烈疼痛，并使患者腹部乃至全身肌肉痉挛、僵硬，这是一种不常见的累及腹部的疾病。

四、神经性因素

灼痛可能发生于感觉神经受累的疾病，其特征是灼痛并局限于周围神经的分布区域。患者在静止状态下，诸如触摸或温度变化等正常刺激往往可导致此类疼痛。不规则的、间断的点状皮肤疼痛，是陈旧性神经损伤的表现。即使轻微触诊也可引发强烈的疼痛，腹部肌肉未见痉挛，与呼吸有关。腹胀较为少见，疼痛与进食无关。

由脊神经或脊神经根引起的疼痛来去突然，属于刺痛类型。造成此类疼痛的原因可能是带状疱疹、关节炎侵犯、肿瘤、椎间盘突出、糖尿病或梅毒，疼痛与进食、腹胀和呼吸的变化无关。脊髓痨引起严重的肌肉痉挛在似严重胃痉挛时常见到，但腹部触诊可缓解或不加重疼痛。脊椎移动加重疼痛，通常只限于某些神经节段。感觉过敏较为常见。

功能性病因造成的疼痛不属于上述任一类型，其机制尚不明确。肠易激综合征（IBS）是一种以腹痛和排便习惯改变为特征的功能性胃肠失调。IBS 的诊断依靠临床标准并排除结构异常。疼痛常由紧张所致，疼痛的类型和部位变化相当大。恶心和呕吐少见，局限性疼痛和肌肉痉挛常不持续或未见。IBS 或相关功能性失调的病因尚不明确。

五、对患者的处置

无论患者症状如何，几乎没有急腹症需要立即进行急诊手术，而放弃术前常规处置的。只有那些腹腔出血的患者（如动脉瘤破裂）急需立即手术，但在此种情况下，可用于评估疾病临床特征的时间极为有限，应立即建立静脉通路，保持足量的补液输入，然后开始手术。消化道出血通常可通过其他手段控制，因此上述处置策略不适用于对消化道出血患者的处置。

详细而严谨的探究病史非常重要，并且不可替代。尽管探究病史耗时费力，但对于绝大多数病例，只借由其病史就可获得相当准确的诊断。腹痛采用计算机辅助诊断，并不比医生独立的临床评估有优势，但其广泛应用有助于提高医生诊断的敏感性和特异性。多数情况下，急性腹痛较易确诊，慢性腹痛则不然。临床医生应时刻记住 IBS 是腹痛的常见病因。尽管疼痛的定位有助于疾病的鉴别诊断（表 1-2），但患者病史中按时间顺序出现的临床事件比强调疼痛的定位更为重要。如果检查者能够全面而有条不紊地询问病史，并善于倾听患者主诉，患者本人通常会给出诊断的答案。在诊断过程中，要特别关注非腹腔脏器疾病导致的腹痛。例如，对于女性患者，准确询问其月经史至关重要。通过缓解疼痛的药物来协助诊断是不可行的，因此在明确诊断前或确定治疗方案前，应禁止使用麻醉药或镇痛药。

对患者进行查体时，首先要快速观察那些重要体征，如面容、卧床体位和呼吸活动等，这些可能会提供有价值的线索。收集的有效信息的数量与检查者的查体工作的全面性、准确性，以及态度（如医容是否整洁、态度是否和蔼、触诊动作是否轻柔等）成正比。初诊医生若草率完成对腹膜炎患者的查体，那么下一位检查者要想准确评估患者病情几乎是不可能的。对疑诊腹膜炎的患者施以深触诊并突然松开以引起腹膜刺激征的行为，会给患者造成较大的痛苦，而且完全没有必要。让患者咳嗽，避免用手施压于患者腹部，就可引发腹膜刺激征。对腹部施以温和的叩诊（轻微的反跳痛）能够获得同样的信息，此种诊断方法更为精确且易于定位。此外，对于焦虑、紧张的患者，施以深触诊并突然松开的做法还可能会引起保护性痉挛。

表 1-2　不同部位腹痛的鉴别诊断

右上腹	上腹	左上腹
胆囊炎	消化性溃疡疾病	脾梗死
胆管炎	胃炎	脾破裂
胰腺炎	胃食管反流病	脾脓肿
肺炎/脓胸	胰腺炎	胃炎
胸膜炎/胸膜痛	心肌梗死	胃溃疡
膈下脓肿	心包炎	胰腺炎
肝炎	主动脉瘤破裂	膈下脓肿
巴德-吉亚利综合征	食管炎	
右下腹	**脐周**	**左下腹**
阑尾炎	早期阑尾炎	憩室炎
输卵管炎	胃肠炎	输卵管炎
腹股沟疝	肠梗阻	腹股沟疝
异位妊娠	主动脉瘤破裂	异位妊娠
肾结石		肾结石
炎症性肠病		肠易激综合征
肠系膜淋巴结炎		炎症性肠病
盲肠炎		
弥漫不固定性腹痛		
胃肠炎	疟疾	
肠系膜缺血	家族性地中海热	
肠梗阻	代谢性疾病	
肠易激综合征	精神性疾病	
腹膜炎		
糖尿病		

和病史采集一样，需要有充足的时间进行查体。腹部体征不明显时，如果伴发其他明显症状，对于诊断也至关重要。盆腔腹膜炎的腹膜体征往往无法探及，因此要对每一位腹痛患者进行仔细的盆腔和直肠检查。在其他腹部体征不明时，具有手术适应证的穿孔性阑尾炎、憩室炎、卵巢肿瘤蒂扭转以及很多其他疾病可引发盆腔和直肠检查时的触痛。

应特别关注肠鸣音的有无、性质和节律。腹部听诊是在对腹痛患者进行查体的过程中，获取的信息最少的一种检查手段。危急重症如绞窄性小肠梗阻或穿孔性阑尾炎发作时，肠鸣音也是正常的。相反，若梗阻近端小肠显著扩张和水肿，肠鸣音会失去其原有特性，减弱或消失，此种体征也常见于腹膜炎发作时。突发严重的化学性腹膜炎时，肠鸣音常完全消失。同时，要对患者的全身情况和容量状态进行评估。

实验室检查对评估腹痛患者有一定的参考价值，但要认识到仅凭实验室检查常常无法确诊，鲜有例外。对于是否采取手术，白细胞增多始终不能作为唯一的决定性因素。内脏穿孔时，白细胞总数可>20×10^9/L（20 000/μl），胰腺炎、急性胆囊炎、盆腔炎性疾病和肠梗阻发生时，白细胞计数会更显著升高。腹腔脏器穿孔时，白细胞计数正常的情况也不少见。相对于白细胞计数，贫血的发现往往更有助于诊断，特别是在结合其他病史时。

尿液分析可以揭示患者的容量状态，排除严重的肾疾病、糖尿病或尿路感染。血尿素氮、葡萄糖和血清胆红素水平也有助于诊断。除了胰腺炎，血清淀粉酶升高也常见于其他多种疾病，如溃疡穿孔、绞窄性肠梗阻和急性胆囊炎；基于此，血清淀粉酶升高不能排除手术的可能。血清脂肪酶测定的准确性往往高于淀粉酶测定的准确性。

立位或侧位的腹部 X 线片的影像学检查，为肠梗阻、溃疡穿孔等多种疾病提供了有价值的信息。急性阑尾炎或绞窄性腹外疝发作时，患者通常不需要进行腹部影像学检查。极少数情况下，钡剂或水溶性对比造影剂就可显示消化道上段的局部肠梗阻，而无须采用其他检查手段。如果发生任何有关结肠梗阻的问题时，应避免口服硫酸钡。另一方面，怀疑结肠梗阻（无穿孔）时，对比灌肠造影将有助于诊断。

在无创伤的情况下，超声、CT 和腹腔镜已经替代了腹腔灌洗。超声波扫描术已被证明在发现胆囊和胰腺扩张、胆石、增大的卵巢及输卵管妊娠等方面非常实用。腹腔镜探查特别有助于诊断盆腔疾病，如卵巢囊肿、输卵管妊娠、输卵管炎和急性阑尾炎。乙酰苯胺亚氨二乙酸肝胆显像有助于急性胆囊炎和急性胰腺炎的鉴别诊断。CT 扫描可显示增粗的胰腺、破裂的脾、结肠肠壁增厚和阑尾增粗，以及憩室炎与阑尾炎时结肠系膜的条纹和阑尾系膜的特征。

有时，即使在各种辅助手段都齐备、临床技术最好的医务人员都在场的情况下，在检查刚刚开始的时候也难以明确诊断。但是，即使缺乏明确的解剖诊断，有经验的、思维缜密的内科和外科医生也可以准确地判断手术指征。若对临床判断存疑，在观察等待的同时，反复地询问病情和查体，最终通常可以明确疾病的本质，并进一步采取适当的治疗措施。

（曲海霞）

第二节 吞咽困难

吞咽困难指食物或水由口腔至咽喉部或通过食管困难。严重的吞咽困难可致患者营养不良、误吸，降低患者生活质量。与吞咽困难有关的术语有以下几个：吞咽障碍，指食管完全梗阻，常见的是大块食管梗阻或外部肿物压迫；吞咽痛，指咽下疼痛，多因口咽或食管黏膜溃疡，多伴吞咽困难，但吞咽困难却不一定伴有吞咽疼痛；咽下异感症，是指并不妨碍吞咽的颈部异物感，有时可通过吞咽缓解；传输性咽下困难，在吞咽时常导致鼻反流、肺吸入，以口咽性咽下困难为特征；恐食症，指害怕吞咽和拒绝吞咽，可能是精神性的，或与对食团梗阻、吞咽痛、误吸的预期焦虑相关。

一、吞咽的生理过程

吞咽开始于口腔期，包括食物咀嚼和与涎液混合。随后是传输期，食团被舌推送入咽部。食团进入下咽部，启动咽喉的吞咽反应（这主要由中枢控制，包括一系列复杂的动作），将食团由咽部推进食管，喉返神经控制声带的闭合，避免食团进入气管。为完成这一过程，咽喉上抬并向前凸出，食管上括约肌（UES）舒张。舌运动推进食团通过UES，随后蠕动性收缩清除从咽部至通过食管的食物残渣。当食团进入食管，食管下括约肌（LES）舒张，持续至蠕动性收缩将食团推送入胃。由吞咽引发的蠕动性收缩称为原发性蠕动，包括整个食管肌肉的收缩及随后抑制收缩导致的松弛。在蠕动性收缩前的抑制称为吞咽抑制。食管局部的扩张可能与胃食管反流相关，引起继发性蠕动，并向远处推进。三级食管收缩是非蠕动性的，在荧光镜下，可见自发出现的紊乱的食管收缩。

口腔、咽的肌组织，以及食管上括约肌为骨骼肌，直接受脑神经的下运动神经元支配（图1-1）。口腔肌肉由第Ⅴ对（三叉神经）和第Ⅶ对（面神经）脑神经支配；舌肌由第Ⅻ对（舌下神经）脑神经支配；咽部肌肉由第Ⅸ对（舌咽神经）和第Ⅹ对（迷走神经）脑神经支配。

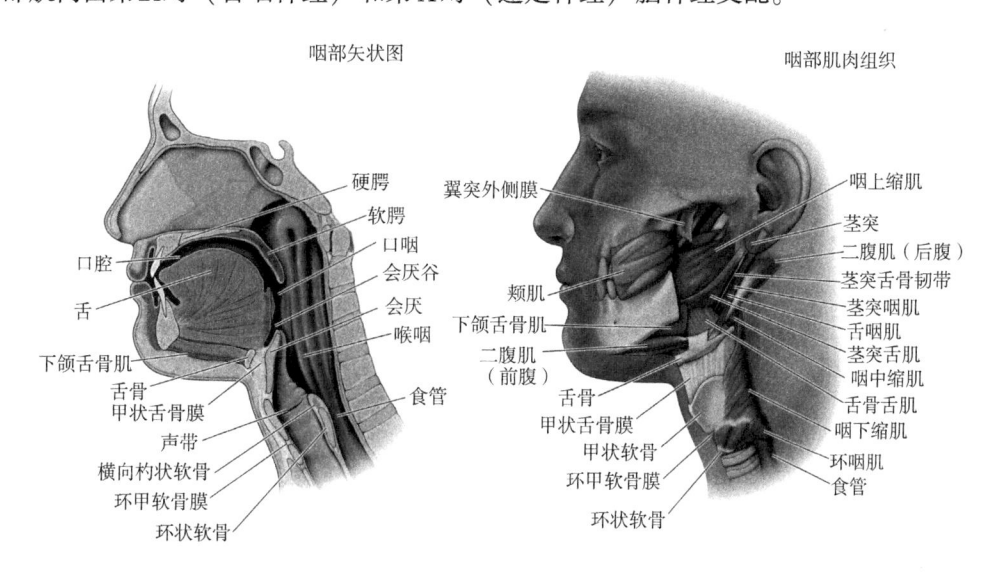

图1-1 与吞咽相关的肌肉组织的矢状图和图解

注意矢状面上舌占据很大部分，且与喉（气道）和食管的关系密切。在未吞咽时，食管入口是关闭的；吞咽时，食管入口打开

生理上，食管上括约肌包括环咽肌、相邻的咽下缩肌、颈段食管的近段。食管上括约肌的神经支配来自迷走神经，而吞咽时支配UES舒张的神经来自第Ⅴ对、第Ⅶ对和第Ⅻ对脑神经。休息时UES仍关闭，因其内在的收缩性及神经介导的环咽肌收缩。吞咽时UES开放，因支配环咽肌的迷走神经兴奋停止，同时舌骨上肌、颏舌骨肌同时收缩，喉部上抬和前移。

引发蠕动的食管近端和远端部分的神经肌肉是特殊的。颈段食管与咽部肌肉一样，由骨骼肌构成，由迷走神经的下运动神经元支配。食管近端的蠕动由疑核中迷走神经元顺序激发。相比之下，食管远端和LES由平滑肌构成，由食管的肌间神经丛的兴奋和抑制神经元控制。在原发性蠕动中，迷走神经的背侧运动神经元来源的脊髓节前神经元通过节神经元引发蠕动。兴奋性节神经元的神经递质为乙酰胆碱和P物质，抑制性神经元的神经递质为血管活性肠肽和一氧化氮。蠕动起始于抑制性节神经元的兴奋，随后为兴奋性节神经元兴奋，远端抑制性神经元逐渐占主导。同样，LES舒张在吞咽抑制后开始，持续至蠕动结束。LES在休息时收缩是因兴奋性节神经元刺激和内在的血管肌源性收缩，血管肌源性收缩使LES区别于相邻的食管。右横膈周围的肌肉加强了LES的功能，在吸气、咳嗽或腹部紧张时作为外括约肌起作用。

二、吞咽困难的病理生理

吞咽困难可根据部位及发生情况进行分类。根据部位可将其分为口、咽、食管吞咽困难。整个食团的正常输送取决于食团的稠度和大小、管腔的口径、蠕动性收缩的完整性、UES和LES在吞咽时是否被抑制。根据发生情况可将其分为以下两种，一是因过大的食团或狭窄的管腔所致的吞咽困难，即结构性吞咽困难；二是由蠕动异常或括约肌舒张功能受损所引起吞咽困难，即推进或动力性吞咽困难。在有吞咽困难的患者身上，不止一种机制起作用。例如，硬皮病患者的食管常缺乏蠕动，且LES功能减退，从而形成消化道狭窄；头颈部肿瘤的放疗可致患者的吞咽功能减退，引起颈段食管狭窄。

（一）口咽吞咽困难

口腔期吞咽困难与食团形成及控制不良相关，导致食物长期在口腔中滞留，可能从口腔中漏出，流口水或起始吞咽困难是其特点。食团控制不良可致食团未进入下咽部而过早漏出，伴吸入气道或反流至鼻腔。咽期吞咽困难与食物滞留在咽部相关，因舌及咽喉推进能力差或UES梗阻。声音嘶哑和脑神经受损可能与口咽吞咽困难相关。

口咽吞咽困难可能因神经、肌肉、结构性、医源性、感染和代谢所致。其中，医源性、神经及结构性病因多见。医源性因素包括手术和放射治疗，患者常有头颈部肿瘤的病史。神经性吞咽困难源于脑血管意外、帕金森病，肌萎缩性脊髓侧索硬化症是误吸和营养不良的主要病因。延髓核直接支配口咽。单侧的口咽吞咽困难提示结构性咽病变、选择性同侧脑干神经核或脑神经的病变。先进的功能性大脑成像技术显示了大脑皮质在吞咽及吞咽困难中的重要作用（咽部皮质代表区的不对称性对单侧皮质的脑血管意外也可引起吞咽困难）。

引起吞咽困难的口咽结构性病变包括咽食管憩室（又称Zenker憩室）、环咽肌压迹和肿瘤。Zenker憩室多发生于老年人，发生率在1：1 000至1：10 000。除了吞咽困难，患者还可能有食物残渣的反流、误吸和口臭等症状。发病机制与环咽肌狭窄、UES开放迟缓相关，使吞咽时下咽部压力增加，迅速在薄弱处，如Killian裂开处形成推进式憩室，环咽肌压迹是在第3环状软骨后的凹陷压迹，与Zenker憩室相关。环咽肌压迹限制了环咽肌的扩张，可导致Zenker憩室形成。环咽肌压迹是常见的影像学表现，多数患者的一过性环咽肌压迹是非对称性的，治疗前应排除导致吞咽困难的其他病因。另外，环咽肌压迹可能继发于其他神经肌肉病变。

因吞咽的咽期<1秒，快速的荧光镜检查对于评估吞咽功能是否正常十分必要。充分的荧光镜检查需要患者保持清醒并且能够配合。在检查过程中，需要记录患者摄入食物和液体后的吞咽动作。检查咽部是为了探查是否有食团阻滞、鼻反流、误吸等情况。此外，还需分析吞咽时患者咽喉收缩、UES开放的时间及完整性，以评估误吸的风险及治疗的可能性。口咽结构性病变，特别是需要活检的部位，也应经喉镜检查评估。

（二）食管吞咽困难

成年人的食管长18~26cm，解剖上可分为颈段食管（即从咽食管接合处至胸骨上切迹的部分）和向下一直进入至横膈裂孔的胸段食管。当食管扩张时，管腔的前后径约2cm，左右径约3cm。当管腔狭窄至<13mm，或遇到难以咀嚼的食物或动力异常时，虽然管腔直径大一些，但也会发生固体食物的吞咽困难。全食管管壁病变较区域管壁病变更有可能引起吞咽困难。常见的结构性吞咽困难的病因为Schatzki环、嗜酸细胞性食管炎、消化道狭窄。因食管感觉、扩张或动力异常，吞咽困难也会发生在无狭窄的胃食管反流性疾病中。

导致食管吞咽困难的动力性异常包括蠕动障碍和（或）吞咽抑制，可能影响颈段或胸段食管。因为口咽和颈段食管的肌肉为骨骼肌，主要表现为口咽吞咽困难。胸段食管的肌肉和LES为平滑肌，而平滑肌病变的主要临床表现为缺乏蠕动，指吞咽不能引发肌肉收缩、无蠕动存在或无节律的收缩。无蠕动和吞咽时，LES舒张障碍是失弛缓症的主要特征。在弥漫性食管痉挛（DES）中，LES功能是正常的，但食管体部动力异常。无蠕动和LES功能障碍是硬皮病患者常见的非特异性类型。吞咽困难的病因分类如图1-2所示。

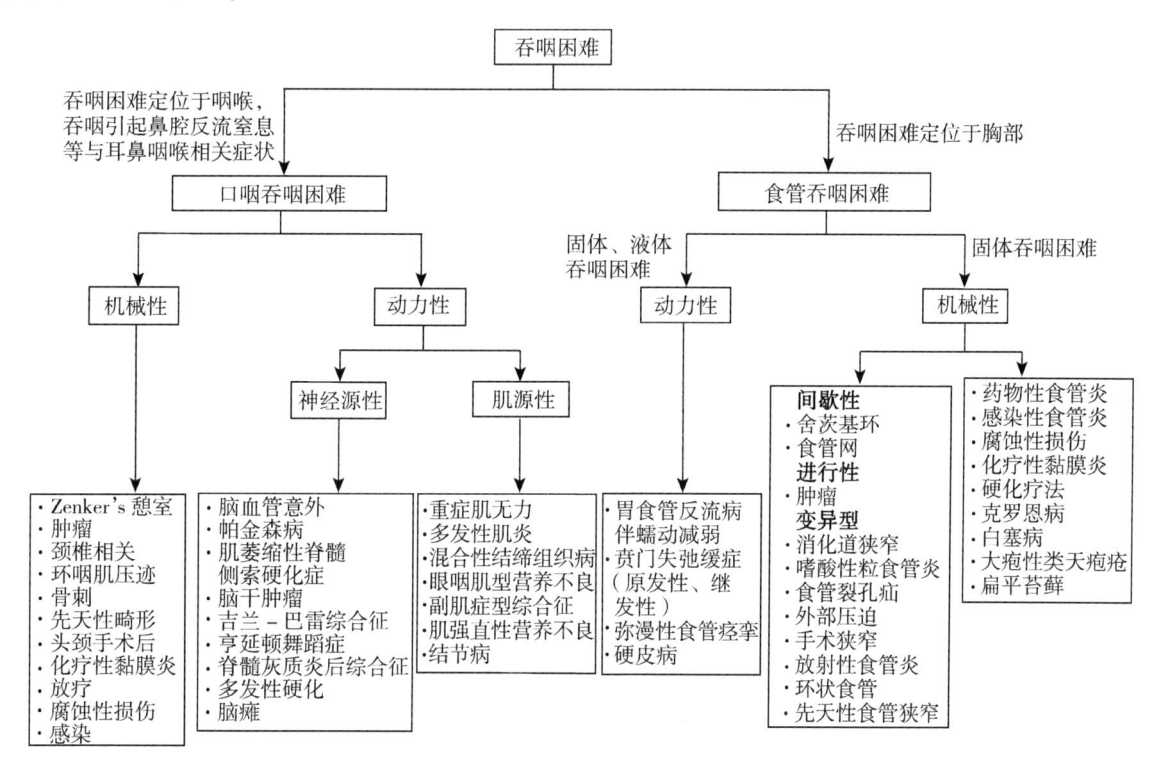

图1-2 吞咽困难的病因分类

1. **病史**

患者的病史对于做出假设性诊断十分重要，至少可限定大部分患者的鉴别诊断。询问病史的关键是了解吞咽困难的部位和什么情况下发生了吞咽困难，以及吞咽困难伴随的症状、病情进展情况。胸骨上切迹以上的吞咽困难提示口咽或食管病变，30%的食管远端病变导致的吞咽困难表现为食管近端的异常。定位在胸部的吞咽困难多来自食管。吞咽时鼻反流和气道吸入是口咽吞咽困难与气管食管瘘的特点。

声音嘶哑是另一个重要的诊断线索。声音嘶哑在吞咽困难之前，则原发病灶通常在喉部；而声音嘶哑在吞咽困难之后，可能是恶性肿瘤反复侵犯喉神经所致。

引起吞咽困难的食物类型是重要的细节。仅在吞咽固体食物时出现间歇性吞咽困难提示结构性吞咽困难，而吞咽固体及液体食物时持续性吞咽困难提示动力异常。尽管有动力异常，但硬皮病患者通常仅对固体食物有轻度的吞咽困难，而口咽吞咽困难的患者常对液体食物吞咽困难的程度大于固体食物。在数周至数月时间内吞咽困难逐渐进展，则需警惕肿瘤。数年来间断对固体食物吞咽困难提示良性疾病，如Schatzki环或嗜酸细胞性食管炎。固体食团，甚至液体食物长期不能通过，是结构性吞咽困难的典型表现。不管病因是动力异常、结构异常，还是反流性疾病，吞咽困难都常伴有胸痛。长期在吞咽困难前出现胃灼热感，提示消化道狭窄或少见的食管腺癌。患者如有长期鼻饲管置入，食管或头颈部手术，摄入腐蚀性制剂或药片，既往放疗或化疗史或有相关的皮肤黏膜疾病，可帮助明确吞咽困难的病因。吞咽困难如伴随吞咽痛，常提示溃疡，但也应考虑感染或药物引起的食管炎。在获得性免疫缺陷综合征（即艾滋病）或其他免疫异常的患者中，应考虑机会性感染引起的食管炎，如白念珠菌、单纯性疱疹病毒、巨细胞病毒等；或考虑肿瘤，如卡波西（Kaposi）肉瘤、淋巴瘤等。有特异反应性的病史需考虑嗜酸细胞性食管炎。

2. **体格检查**

查体对于评估口腔及咽喉吞咽困难很重要，因为吞咽困难常常只是疾病过程的多种表现之一。延髓麻痹或假性延髓性麻痹的体征，包括构音困难、发音困难、上睑下垂、舌萎缩、极度活跃的下颌反射。此外，还需要明确常见神经肌肉疾病的表现，需要检查颈部是否有甲状腺肿大，需要仔细检查口咽以发现阻碍食物通过的病灶。因为病变局限在食管，体格检查在评估食管吞咽困难中帮助不大。查体在皮肤病导致的吞咽困难中非常重要，皮肤改变可能提示硬皮病或皮肤黏膜疾病，如类天疱疮、大疱性表皮松解，这些都可累及食管。

3. **诊断过程**

尽管大部分吞咽困难都是良性疾病，但吞咽困难也可能是某些恶性肿瘤的主要表现，所以需要重点评估。引起吞咽困难的疾病即使不是恶性肿瘤，也可能是一种可确诊和可治疗的疾病，所以评估此症状对患者有利，也可满足医师的要求。特定的治疗方法由病史决定，如怀疑患者有口腔及咽喉吞咽困难，通常可采用荧光镜行吞咽检查。同时，根据病情行口腔咽喉镜检查和神经系统评估也很重要。对怀疑有食管吞咽困难的患者，内镜是最重要的检查。内镜相比于钡剂造影，可以更清楚地看到黏膜病变位置，同时可取黏膜活检。另外，必要时可行食管扩张治疗。嗜酸细胞性食管炎已成为成年人吞咽困难的常见病因，因此推荐在评估难以解释的吞咽困难时，即使内镜下并无明显的病灶，也应把食管黏膜活检作为常规。对于怀疑食管动力异常的患者，因肿瘤和炎症病变可引起失弛缓症或食管痉挛，故内镜仍是主要的检查。如果内镜不能明确吞咽困难的病因，则需行食管测压，以明确是否有食管动力异常。对于轻度或复杂的食管狭窄、食管憩室或食管旁癌，钡剂造影检查可提供有用的信息。在特殊情况下，CT和超声内镜可能有用。

4. 治疗方法

吞咽困难的治疗方法取决于病变部位及特定的病因。口咽吞咽困难常因神经系统疾病所致的功能障碍引起。在这种情况下，治疗的重点是在有经验的医师指导下，利用体位和多种方法清除咽部的食物残渣和加强气道保护。同时，改变摄入食物和液体的稠度可降低误吸风险。因脑血管意外所致的吞咽困难通常可在事后几周自行好转，但并不总是如此。例如，病情严重且顽固的患者可能需要胃造口术和肠内营养；治疗原发性神经肌肉疾病的药物对重症肌无力和多发性肌炎的患者有效。除特殊疾病，如先天的环咽肌切迹、Zenker憩室、环咽肌营养障碍外，环咽肌切开术通常无效。慢性神经系统疾病，如帕金森病、肌萎缩性脊髓侧索硬化症患者可能有严重的口咽吞咽困难。为给予营养支持，可考虑鼻饲管或内镜放置胃造口管，但这些方法并不能防止分泌的涎液及反流的胃内容物引起误吸。

大部分引起食管吞咽困难的疾病可通过探条和气球进行食管扩张，从而得到有效的治疗。尽管内镜技术可用于缓解症状和基础治疗，但肿瘤和失弛缓症的患者常行手术治疗。感染性疾病可用抗生素或治疗基础免疫抑制性疾病。最后，嗜酸细胞性食管炎是吞咽困难的重要病因，治疗上可清除食物中的过敏原或局部使用激素。

（任　玲）

第三节　恶心、呕吐和消化不良

恶心是想要呕吐的主观感受。呕吐是由于胃肠道和胸腹壁肌肉组织的收缩而使胃肠道内容物从口腔中排出的过程。反流与呕吐不同，指胃内容物可轻易地反流入口腔。反刍指胃内容可反复返回口腔再次咀嚼和再次吞咽。与呕吐不同，这些现象常可受意志控制。消化不良是一个非特异性术语，泛指多种上胃肠的不适症状，包括恶心、呕吐、胃灼热感、反流和消化不良（这些症状被认为起源于胃十二指肠区域）。一些消化不良患者主诉有明显的上腹部灼烧感、啃噬感或疼痛感。另一些消化不良患者主诉一系列不适症状包括餐后饱胀、早饱（指未达到正常进食量即产生"饱"的感觉）、腹胀、打嗝（嗳气）和厌食。

一、恶心和呕吐

（一）发病机制

呕吐是由脑干控制而使胃肠道、咽部及胸腹壁产生反应的过程。恶心的机制还不甚明确，但被认为可能与大脑皮质有关，因其只发生在患者神志清醒时。脑电图显示恶心发生时有颞额部脑区激活，也支持以上观点。

1. 呕吐的调控机制

脑干核团——包括孤束核、背侧迷走神经和膈神经核，控制呼吸的延髓及控制咽部、面部和舌运动的核团共同控制了呕吐的发生。参与调控的神经递质还不清楚，但可能包括神经激肽（NK1）、5-羟色胺（5-HT$_3$）、血管升压素系统等。

在呕吐过程中，骨骼肌与脏腑肌呈现出典型表现。吸气肌群和腹壁肌群收缩，产生的胸腔和腹腔内高压有利于胃内容物的排出。贲门向上脱出膈孔以及喉头上抬促进了呕吐物排出口腔。在正常情况下，肠道肌电节律控制的推进性收缩，为胃（3次/分）和十二指肠（11次/分）的慢波。而且呕吐发生时，慢波节律消失，由口腔起始的强烈痉挛激发了逆行性收缩使胃肠内容物进入口腔。

2. **呕吐的激发物**

催吐刺激物可作用于不同的部位。由不适的念头或气味引起的呕吐起源于大脑皮质。而刺激发生咽反射后可由脑神经介导呕吐。晕动症和内耳功能失调是由于内耳迷路器异常引发的呕吐。胃内刺激物和细胞毒性物质如顺铂通过刺激胃、十二指肠迷走神经传入神经导致呕吐。非胃内脏传入神经可因肠梗阻或肠系膜缺血激活。延髓后区可对血源性呕吐刺激物做出反应而被称为"化学感受器触发区（催吐化学感受区）"。许多催吐药物可作用于该区，细菌毒素以及尿毒症、缺氧及酮症酸中毒时产生的代谢因子也可作用于该部位。

介导呕吐发生的神经递质在不同的解剖位置是有选择性的。迷路功能失调可激活前庭毒蕈碱型 M_1 受体和组胺 H_1 受体，而迷走传入神经兴奋则可激活 $5-HT_3$ 受体。延髓最后区处的神经也富含 $5-HT_3$、M_1、H_1 及多巴胺 D_2 亚型等受体；大脑皮质中的神经递质目前还不甚清楚，目前认为大麻素（CB_1）通路可能参与其中。只有清楚了解呕吐相关的通路才能更好地选择止吐的药物。

（二）鉴别诊断

恶心和呕吐的诱因可分为肠内因素、肠外因素以及药物或循环毒素（表1-3）。

表1-3 恶心与呕吐的病因

腹膜内因素	腹膜外因素	药物性/代谢性疾病
梗阻性疾病	心肺疾病	药物
幽门梗阻	心肌病	化疗药物
小肠梗阻	心肌梗死	抗生素
结肠梗阻	迷路疾病	抗心律失常药
肠系膜上动脉综合征	晕动症	地高辛
肠道感染	迷路炎	口服降糖药
病毒感染	恶性肿瘤	口服避孕药
细菌感染	脑内疾病	内分泌/代谢性疾病
炎性疾病	恶性肿瘤	怀孕
胆囊炎	出血	尿毒症
胰腺炎	脓肿	酮症酸中毒
阑尾炎	脑水肿	甲状腺和甲状旁腺疾病
肝炎	精神疾病	肾上腺功能不全
感觉运动神经功能改变	神经性厌食/贪食症	毒物
胃轻瘫	抑郁	肝衰竭
假性肠梗阻	术后呕吐	酒精
胃食管反流		
慢性特发性恶心		
功能性呕吐		
周期性呕吐综合征		
胆绞痛		
腹部辐射		

1. 腹膜内疾病

内脏的梗阻以及空腔或实质脏器的感染可以是呕吐的诱因。溃疡或恶性肿瘤可能引起胃部的梗阻，而粘连、良恶性肿瘤、肠扭转、肠套叠以及炎性疾病如克罗恩病则可能引起小肠或大肠的梗阻。减重或长期卧床所继发的肠系膜上动脉综合征，可导致肠系膜上动脉压迫十二指肠。腹部辐射可破坏肠运动神经元而导致肠腔狭窄。胆绞痛可因刺激内脏传入神经而引起呕吐。胰腺炎、胆囊炎和阑尾炎可因内脏神经或空肠激惹而引发呕吐。病毒或细菌如金黄色葡萄球菌、蜡样芽孢杆菌感染引起的结肠炎常发生呕吐，尤以儿童多见。巨细胞病毒或单纯疱疹病毒造成的机会感染常在免疫功能低下的患者中引起呕吐。

肠感觉运动神经功能异常常导致恶心和呕吐的发生。胃轻瘫被定义为胃的排空延迟，常继发于迷走神经切断术、胰腺内分泌肿瘤、肠系膜血管缺血性疾病，以及糖尿病、硬皮病和淀粉样变性等系统性疾病。没有任何系统疾病基础上发生的特发性胃轻瘫是最常见的形式，其可能表现出的病毒感染前驱症状提示可能与感染相关。假性肠梗阻是指肠壁肌肉的运动功能紊乱，进而导致肠道排空和分泌功能停滞、细菌过度生长、营养吸收不良、恶心、呕吐、腹痛、腹胀及排便习惯改变。假性肠梗阻可为特发性或继发性，继发性因素包括家族性内脏肌病、内脏神经病、系统性疾病或小细胞肺癌的副肿瘤综合征。胃食管反流患者可主诉恶心与呕吐，一些肠易激综合征患者也可有此主诉。

成年人中还有一些功能性疾病。慢性特发性恶心是指1周数次的恶心发作，不伴随呕吐。而功能性呕吐定义为1周内1次以上的呕吐发作，不伴随进食障碍或心理障碍。周期性呕吐综合征是一个病因不明的罕见疾病，表现为周期性、发作性不间断的恶心和呕吐。发作与偏头痛有很强的关联性，提示一部分患者的症状有可能是偏头痛的变异表现。周期性呕吐综合征常发生在孩童时期，但也有成年人病例被报道与胃排空过快或长期使用大麻相关。

2. 腹膜外疾病

心肌梗死和充血性心力衰竭可能引起恶心与呕吐。25%的手术患者术后可能发生呕吐，且最常发生于接受开腹手术和整形手术的患者，女性患病率更高。肿瘤、出血、脓肿或脑脊液流出道梗阻所导致的颅内压升高，可引起明显的呕吐，伴或不伴恶心。晕动症、迷路炎和梅尼埃综合征通过迷路途径诱导呕吐。精神性疾病如神经性厌食、贪食症，焦虑、抑郁症患者也可主诉明显的恶心，可能与胃排空延迟相关。

3. 药物和代谢性疾病

致吐药可作用于胃（如镇痛药、红霉素）或延髓后区（如地高辛、阿片类药物和抗帕金森病药物）。致吐药物包括抗生素、抗心律失常药、抗高血压药、口服降血糖药和避孕药。化疗所导致的呕吐可分为急性（用药后数小时内）、迟发性（用药后1天以上）或预期性。急性呕吐是由于高浓度的致吐成分（如顺铂）通过5-HT$_3$通路诱发的，而迟发性则是5-HT$_3$非依赖性的。预期性呕吐对使用抗焦虑药治疗的效果往往好于使用止吐药。

一些代谢性疾病也可引起恶心和呕吐。妊娠是导致呕吐最常见的内分泌原因，70%的女性可在妊娠的前3个月内发生呕吐。妊娠剧吐可导致严重的体液流失和电解质平衡紊乱。尿毒症、酮症酸中毒和肾上腺皮质功能不全，以及甲状旁腺和甲状腺疾病等均可引起呕吐。

循环毒素也可作用延髓后区而诱发呕吐。内源性毒素可来源于暴发性肝衰竭，而外源性肠毒素可来源于肠道细菌感染。乙醇中毒是常见的引起恶心、呕吐的原因。

（三）患者的处理

1. 病史和体格检查

病史有助判断恶心、呕吐的诱因。药物、毒素和胃肠道感染是引起急性症状最常见的原因，而有的疾病常导致慢性症状。幽门梗阻和胃轻瘫引起的呕吐发生在进食后 1 小时内，而肠梗阻引起的呕吐发生得晚。严重的胃轻瘫患者，可呕出几小时甚至几天前未消化的食物残渣。呕血提示溃疡、恶性肿瘤或贲门黏膜撕裂，而带有恶臭味的呕吐物提示可能存在远端小肠或结肠梗阻。呕出胆汁可排除胃梗阻，而呕出未消化食物提示存在 Zenker 憩室或贲门失弛缓。呕吐后腹痛缓解是肠梗阻的特征，而呕吐不能缓解胰腺炎或胆囊炎的腹痛。出现明显的体重降低需要考虑恶性肿瘤或梗阻。发热提示感染的存在；如果出现头痛或视野改变需要考虑颅内原因。眩晕或耳鸣提示迷路的疾病。

体格检查完善了病史信息。直立性低血压和皮肤弹性减退提示有循环血量减少。肺部体检异常要警惕合并了呕吐物的吸入。腹部听诊可出现与空肠相关的肠鸣音消失。高亢肠鸣音可能提示肠梗阻，而有横向运动的振水音提示胃轻瘫或幽门梗阻。触痛和腹壁紧张提示感染存在，而粪便带血提示溃疡合并的黏膜损伤、缺血或肿瘤。神经系统疾病常同时存在视盘水肿、视野消失和局灶性神经异常。触诊包块和淋巴结肿大提示肿瘤。

2. 诊断性试验

选择合适的筛查试验可以帮助复杂症状的鉴别诊断。电解质检查可以提示低血钾和代谢性碱中毒。缺铁性贫血提示需要寻找黏膜的损伤。异常的胰腺或肝生化指标提示胰胆管疾病，而激素和血清学检查的异常可能与内分泌疾病、风湿性疾病或副肿瘤性疾病相关。如果怀疑肠梗阻存在，需要完善卧立位腹部 X 线片检查，可见气-液平面及结肠内气体减少。

如果筛查试验不能够帮助做出明确诊断，可以进行进一步检查。胃镜能够发现溃疡、肿瘤；小肠钡剂造影能够诊断部分的肠梗阻。结肠镜或气钡双重造影可发现结肠梗阻。超声和 CT 可提示腹腔内的炎症过程。头部的 CT 和 MRI 可以帮助确定颅内疾病。腹部的 CT 和 MRI 检查对于诊断肠道炎症，如克罗恩病有明显的优势。肠系膜血管造影、CT 和 MRI 有利于缺血的诊断。

胃肠动力检查有助于无器质性改变的动力性疾病的诊断。胃轻瘫主要可通过胃核素显像检查诊断，检查时患者食用核素标记的试餐并记录胃排空的情况。放射性核素呼气试验和无线动力胶囊检查方法已经被验证并可能在日后成为重要的替代胃核素显像法诊断胃轻瘫的方法。假性肠梗阻在气钡双重造影时常表现为钡剂通过异常及肠腔扩张。小肠传输减慢也可由无线胶囊技术检测。小肠测压的收缩图形可以帮助诊断肠道动力异常并对其进行分型确定为神经性或肌性。这项检查可以避免以往为确定是平滑肌还是神经退行性原因所需进行的肠道开放活检。

（四）治疗

1. 一般原则

呕吐的治疗原则为通过药物或手术尽可能进行纠正。重度脱水的患者，尤其是口服补液不能够维持的患者建议住院治疗。一旦口服补液能够耐受，需要同时补充低脂营养物，因为单纯口服补液容易造成胃排空延迟。食物应尽量避免含有难消化的成分，因其也会造成胃动停滞。

2. 止吐药物

常用止吐药物在中枢神经系统的作用机制如表 1-4 所示。抗组胺药物如美克洛嗪、茶苯海明和抗胆碱能药物东莨菪碱作用于迷路通路，对晕动症和内耳功能失调有效。多巴胺受体 D_2 拮抗药可抑制延髓后区的兴奋,对药物、毒素和代谢原因引起的呕吐有效。多巴胺受体拮抗药能够自由通过血-脑脊液屏障,可导致焦虑、肌张力减退、高泌乳素血症(溢乳和性功能障碍)和不可逆的迟发性运动障碍。

表1-4 恶心与呕吐的治疗

治疗方法	作用机制	药物举例	临床指征
止吐药物	抗组胺药	茶苯海明、美克洛嗪	晕动症、内耳疾病
	抗胆碱能药	东莨菪碱	晕动症、内耳疾病
	抗多巴胺药	丙氯拉嗪、硫乙哌丙嗪	药物、毒物或代谢性因素引起的呕吐
	5-HT$_3$受体拮抗药	奥坦西隆、格拉司琼	化疗、放疗引起的呕吐,术后呕吐
	NK$_1$受体拮抗药	阿瑞吡坦	化疗引起的恶心和呕吐
	三环类抗抑郁药	阿米替林、去甲替林	慢性特发性恶心、功能性呕吐、周期性呕吐综合征、胃轻瘫
促动力药物	5-HT$_4$受体激动药和抗多巴胺药	甲氧氯普胺	胃轻瘫
	胃动素受体激动药	红霉素	胃轻瘫
	外周抗多巴胺药	多潘立酮	胃轻瘫
	生长抑素类似物	奥曲肽	假性肠梗阻
	乙酰胆碱酯酶抑制物	吡啶斯的明	假性肠梗阻
特殊药物	苯二氮䓬类药物	劳拉西泮	化疗相关的预期性恶心和呕吐
	糖皮质激素	甲泼尼龙、地塞米松	化疗引起的呕吐
	大麻素	四氢大麻酚	化疗引起的呕吐

其他种类的药物也具有止吐功能。5-HT$_3$受体拮抗药如奥坦西隆和格拉司琼对抑制术后呕吐、放疗后呕吐和预防化疗引起的呕吐具有一定作用,但对其他原因引起呕吐作用不佳。低剂量三环类抗抑郁药对慢性特发性呕吐、功能性呕吐患者的症状,以及对病程较长的糖尿病患者的恶心、呕吐症状有一定缓解作用。

3. 促胃肠动力药

对胃轻瘫可以使用促进胃排空药物。甲氧氯普胺是5-HT$_4$受体激动药和D$_2$受体拮抗药,对胃轻瘫有一定作用,但也存在抗多巴胺的不良反应,尤其是迟发性运动障碍,所以限制了其的使用。红霉素(一种大环内酯类抗生素)可通过作用胃动素受体加快胃十二指肠的蠕动,胃动素是一种内源性促动力物质。静脉使用红霉素对难治性胃轻瘫患者具有一定作用,口服剂型也有部分作用。多潘立酮具有促动力和止吐的作用,但不会与其他脑区发生交叉反应,所以很少发生焦虑和运动障碍等不良反应。多潘立酮的主要不良反应是其能透过血-脑脊液屏障作用于垂体区域引起高泌乳素血症。

难治性上胃肠动力障碍在治疗方面比较具有挑战性。液态的促动力药比片剂更具有优势,因为液体的胃排空更快。甲氧氯普胺可以在监测下皮下给药。生长抑素类似物奥曲肽对假性肠梗阻有作用,因其能够诱导推进性的小肠复合运动。乙酰胆碱酯酶抑制药如吡斯的明被认为对部分小肠动力障碍患者有作用。非对照试验报道向幽门注射肉毒菌素对胃轻瘫患者有作用。放置空肠营养管能够减少部分药物难治性胃轻瘫患者的住院需要和增强他们的一般情况。置入胃电起搏器能够减少药物难治性胃轻瘫患者的症状,提高生活质量,减少医疗费用支出,尽管小样本的对照试验只报告了中等的效果。

4. 选择性临床治疗

一些肿瘤化疗药物如顺铂是强烈的致吐剂。预防性地给予5-HT$_3$受体拮抗药能够防止大部分患者化疗引起的急性呕吐(表1-4)。5-HT$_3$受体拮抗药与糖皮质激素的联合使用常能够达到止吐的最佳效果。苯二氮䓬类如劳拉西泮能减少预期性恶心和呕吐。但对化疗后1~5天的迟发性呕吐的治疗效果往往不佳。神经激肽 NK_1 受体拮抗药（如阿瑞吡坦）对化疗后的急性和迟发性恶心、呕吐具有一定效果。一直以来被建议用于肿瘤相关呕吐的大麻素如四氢大麻酚，有明显的不良反应，且没有表现出优于抗多巴胺药物的效果。大多数的止吐方案对呕吐的缓解作用优于恶心。

临床医师对妊娠呕吐患者的管理要特别小心。对目前止吐药物致畸作用的研究结果还存在分歧。少数对照试验在有妊娠恶心的患者中进行过，抗组胺药如美克洛嗪和抗多巴胺药如丙氯拉嗪的效果优于安慰剂。一些妇产科医师建议患者使用其他方法，如维生素 B_6 及穴位按摩。

治疗周期性呕吐综合征也是有难度的。在多数患者中，预防性地使用三环类抗抑郁药、赛庚啶或 β 肾上腺素能受体拮抗药能够减少发作的频率。静脉使用 $5-HT_3$ 受体拮抗药联合有镇静效果的苯二氮䓬类如劳拉西泮是治疗急性症状的主要方法。小样本研究报告了抗偏头痛治疗也有效果，包括 $5-HT_1$ 受体激动药如舒马曲坦和选择性抗惊厥药如唑尼沙胺、左乙拉西坦。

二、消化不良

（一）发病机制

消化不良最主要的原因是胃食管反流和功能性消化不良。其他情况可能是某些更严重疾病的继发表现。

1. 胃食管反流

胃食管反流可由多种生理性缺陷导致。下食管括约肌压力下降是硬皮病和妊娠反流的重要原因；也是无其他系统性疾病患者反流的原因。许多患者频繁地出现一过性下食管括约肌松弛表现，而松弛期间胃酸或非酸液体反流入食管。暴饮暴食和吞气症能够短暂破坏下食管括约肌的屏障功能，而受损的食管体运动功能和减少的涎液分泌延长了反流液对食管的刺激。食管裂孔疝的作用目前仍存在争议——尽管大多数反流患者存在食管裂孔疝，但是大多数食管裂孔疝患者没有过多的胃灼热感症状。

2. 胃动力功能紊乱

胃动力紊乱是一部分患者胃食管反流的原因。25%～50%的功能性消化不良患者存在胃排空减慢。这些异常与症状发生之间的关系尚未明确；研究发现，症状的严重程度与动力紊乱程度之间存在弱相关。餐后胃底舒张功能受损可能是腹胀、恶心和早饱等症状发生的基础。

3. 内脏传入神经高敏感

胃感觉功能异常是功能性消化不良的发病机制之一。内脏高敏感最早在肠易激综合征患者中被描述，这些患者在直肠球囊充气试验中表现出感觉阈值的降低，但不存在直肠顺应性改变。同样，消化不良患者对胃扩张引起不适的感觉阈值低于正常对照者。一些存在胃灼热感症状的患者并没有酸性或非酸反流的增加。这些功能性胃灼热感患者被认为是因为对正常食管内 pH 和容积的敏感性增高。

4. 其他因素

幽门螺杆菌是引起消化性溃疡的明确病因，但溃疡只导致少数患者发生消化不良症状。幽门螺杆菌被认为可能是引起功能性消化不良的小部分因素。相比之下，功能性消化不良被发现与不良的身心状态有关，应激可加重其症状。镇痛药可导致消化不良，而硝酸盐、钙离子通道抑制药、茶碱、孕酮能够增加胃食管反流。其他刺激物如乙醇、烟草和咖啡因还能够通过松弛下食管括约肌增加反流发生。遗传因素可能加速反流的发生发展。

（二）鉴别诊断

1. 胃食管反流病

胃食管反流病（GERD）是西方国家的常见病。40%和7%~10%的美国人分别报告了每月1次和每日1次的胃灼热感症状。大多数病例的胃灼热感症状是过度酸反流导致的，尽管非酸反流也能够引起相似的症状。碱反流性食管炎可产生与GERD相似的症状，并最常见于消化性溃疡术后患者。约10%的胃灼热感患者食管酸暴露正常，也无增加的非酸反流。

2. 功能性消化不良

约25%的民众1年中会出现至少6次的消化不良症状，但是只有10%~20%的人去看医生。功能性消化不良占消化不良患者中的60%以上，定义为超过3个月的餐后饱胀、早饱，或上腹痛、胃灼热感症状在诊断前6个月内持续出现，且已排除器质性疾病。大多数患者的病程为良性，但一些合并幽门螺杆菌感染或服用非甾体抗炎药的患者可能出现溃疡。与特发性胃轻瘫一样，前期的胃肠道感染可能是一些功能性消化不良病例的原因。

3. 溃疡性疾病

在大多数GERD患者中，食管并未受到损伤。但是约有5%的患者出现食管溃疡，一些形成狭窄。仅凭症状并不能够将非腐蚀性食管炎与腐蚀性食管炎或溃疡性食管炎区别开。15%~25%的消化不良患者由胃或十二指肠溃疡发展而来。导致溃疡病最主要的原因是幽门螺杆菌感染和非甾体抗炎药的使用。其他导致胃十二指肠溃疡的少见因素包括克罗恩病和胃泌素瘤，后者是一种由内分泌肿瘤引起胃泌素过度分泌的情况。

4. 恶性肿瘤

消化不良患者常因害怕得肿瘤而就医，但仅有<2%的患者真正存在胃食管恶性肿瘤。食管鳞状细胞癌常发生在有长期吸烟和饮酒史的患者中。其他的高危因素包括腐蚀性物质的摄入、贲门失弛缓症和遗传性胼胝症。食管腺癌通常由长期酸反流造成。8%~20%的GERD患者存在食管的肠化生，称为Barrett化生。这种化生有形成食管腺癌的倾向。胃恶性肿瘤包括腺癌和淋巴瘤，其中前者在某些亚洲国家的患病率很高。

5. 其他原因

食管的机会性真菌或病毒感染可能引起胃灼热感或胸部不适的症状，但更常引起的症状为吞咽痛。其他食管炎包括嗜酸性粒细胞性食管炎和药物性食管炎。胆绞痛需要与消化不良相鉴别，但是大多数真正胆绞痛的患者主诉为右上腹或上腹部发作性痛，而非慢性烧灼感、恶心和腹胀。肠乳糖酶缺乏可导致进食乳糖后肠道产气增加，表现为腹胀、腹部不适和腹泻。乳糖酶缺乏症在高加索人群（北欧血统的白种人群）中的发生率为15%~25%，在黑种人和亚裔人群中的患病率更高。其他糖类（如果糖、山梨醇）的不耐受也能够产生类似的症状。小肠细菌过度生长也能够导致消化不良，常合并肠功能紊乱、腹胀和吸收不良。在一些消化不良患者的十二指肠黏膜活检中可见嗜酸性粒细胞浸润。胰腺疾病（慢性胰腺炎和胰腺癌）、肝细胞肝癌、乳糜泻、巨大肥厚性胃炎、浸润性疾病（结节病和嗜酸性粒细胞性胃肠炎）、肠系膜缺血、甲状腺和甲状旁腺疾病，以及腹壁强直均可引起消化不良。可能引起消化不良的腹膜外原因包括充血性心力衰竭和肺结核。而功能性消化不良的易感基因目前正在研究中。

（三）患者的处理

1. 病史和体格检查

消化不良患者需要进行全面的问诊和评估。GERD患者的典型症状是胃灼热感，表现为上腹部自下向上移动的胸骨后灼热感。胃灼热感常可由进餐加重，甚至能使患者从睡梦中醒来。伴随的症状包括酸或非酸液体反流、胃灼热以反馈性的咸涎液分泌。不典型症状包括咽炎、哮喘、咳嗽、支气管炎、声音嘶哑和类似心绞痛的胸痛。一些食管 pH 监测显示有酸反流的患者并没有胃灼热感的主诉，但报告了腹痛或其他症状。

一些消化不良患者主诉有间歇性和固定性的明显上腹痛或烧灼感。一些患者有以餐后饱胀感为特点的餐后不适综合征和早饱感，伴随腹胀、嗳气或恶心。功能性消化不良可重叠其他功能性疾病如肠易激综合征。

胃食管反流病和功能性消化不良患者的体格检查通常无阳性表现。在不典型 GERD 患者中可见咽红斑和哮鸣音。反复的酸反流可导致牙列不良。功能性消化不良可能有上腹部触痛或腹部膨隆。

对于功能性和器质性消化不良的鉴别，要求排查一些特定的病史和体格检查特征。吞咽疼痛提示食管感染，而吞咽困难则需要考虑是否存在良性或恶性肿瘤造成了食管的梗阻。其他的报警征象包括不明原因的体重减轻，反复呕吐，便隐血阳性或消化道出血、黄疸、可触及的包块或肿大淋巴结，以及有消化道肿瘤家族史。

2. 诊断性试验

因为消化不良很常见且绝大多数患者的病因是胃食管反流病或功能性消化不良，所以检查的一般原则是对于特定的病例只进行有限的直接的诊断性试验。

当报警征象（表 1-5）被排除后，有典型 GERD 表现的患者不再需要进一步检查，而可以直接开始经验性治疗。对于不典型症状、症状不能够被抑酸药控制以及有高危因素的患者，可通过胃镜排除黏膜损伤。对于胃灼热感病程超过 5 年，尤其是年龄>50 岁的患者，应通过胃镜排除 Barrett 食管化生。但是对于此检查的临床收益及性价比，仍没有被对照试验所验证。使用导管或置入性食管胶囊装置的便携式食管 pH 监测，可对有药物难治性症状或不典型症状如不明原因胸痛的患者应用。食管压力测定最常用于考虑接受手术治疗的胃食管反流病患者。下食管括约肌压力低预示患者对药物治疗的反应可能不好，需要进行手术治疗。如果有食管体部蠕动功能紊乱的表现可能影响到手术可行性及术式选择。高分辨食管测压能够帮助增强对无效食管蠕动的特征描述，在一些 GERD 患者中，这种无效蠕动是食管廓清功能受损的原因。测压合并激发试验能够帮助症状不典型的患者明确诊断。盲法交替灌注生理盐水或食管酸灌注试验（Bernstein 试验）能够明确酸反流是否是胸痛的原因。核素反流扫描或食管阻抗-pH 监测能够提示或诊断非酸反流，与单纯 pH 监测相比，阻抗和 pH 的联合监测能够提高 15% 的诊断率。便携式食管胆红素水平监测对碱性反流的诊断有重要帮助。

表 1-5 胃食管反流病的报警症状

吞咽痛
不明原因的体重下降
反复呕吐
粪隐血或消化道出血
黄疸
可触及的肿块或淋巴结肿大
胃肠道恶性肿瘤家族史

胃镜是年龄>55 周岁或有报警征象的不明原因消化不良患者首要的诊断性检查项目，因为该人群是

发生恶性肿瘤或溃疡的高危人群。对于年龄<55周岁且没有报警征象的患者，处理取决于当地幽门螺杆菌感染的患病率。如果该患者所处地区的感染率低（<10%），建议给予4周的试验性抑酸药如质子泵抑制药治疗。如果试验性治疗失败，下一步最常用的方法为"检测和治疗"。幽门螺杆菌的感染情况可以使用尿素呼气试验、粪便抗原检查或血清学方法进行检测。对于感染为阳性的患者，可以给予杀菌治疗。如果杀菌方案能够改善症状，则不需要给予进一步的干预。对于生活在高感染率（>10%）地区的患者，推荐直接进行检测和治疗，对于杀菌失败或没有感染的患者在治疗后可继续给予抑酸药物。在每一组患者中，如果症状没有缓解则都需要进行胃镜检查。

如果同时存在其他情况就需要进行进一步检查。如果有出血，需要通过血常规检查排除贫血。代谢性疾病需进行甲状腺功能和钙离子浓度检查，乳糜泻需进行血清学抗体检查。如果存在胰胆管问题，需行胰腺和肝生化检查。超声和CT检查能够为一些异常的表现提供很多重要的信息以帮助诊断。对于那些症状类似餐后不适综合征但药物治疗无效的患者，可行胃排空检查以排除胃轻瘫可能。对于GERD患者，胃核素显像也可用于评估胃轻瘫，尤其可用于考虑进行手术干预的患者。在进食糖类后行呼吸试验能够帮助发现乳糖酶缺乏症或对其他糖类不耐受或小肠细菌过度生长。

（四）治疗

1. 一般原则

对于轻度消化不良的患者，仅需要再次确认不存在严重器质性疾病即可。如果可能，应停用可能引起反流或消化不良的药物。GERD患者应限制乙醇、咖啡因、巧克力摄入和吸烟，因为这些因素都可降低下食管括约肌的压力。其他针对GERD的措施包括低脂饮食、避免睡前进食、提高枕头高度等。

对于器质性疾病给予针对性治疗。如胆绞痛可以考虑手术治疗，乳糖酶缺乏症或乳糜泻可进行饮食调整。一些疾病如消化性溃疡可经药物治愈。大多数的消化不良由胃食管反流或功能性消化不良引起，所以可以给予抑酸、促动力和降低胃肠敏感程度等治疗。

2. 抑酸或胃酸中和药物

对GERD患者常给予减少或中和胃酸的药物治疗。组胺H_2受体拮抗药如西咪替丁、雷尼替丁、法莫替丁和尼扎替丁可用于治疗轻中度的GERD。对于症状严重或有腐蚀性或溃疡性食管炎的多数患者，可以使用质子泵抑制药如奥美拉唑、兰索拉唑、雷贝拉唑、泮托拉唑、埃索美拉唑或右旋兰索拉唑。质子泵抑制药可抑制H^+-K^+-ATP酶，抑酸作用强于H_2受体拮抗药。有1/3的GERD患者质子泵抑制药治疗效果不好；其中1/3患者存在非酸反流，10%存在持续性酸相关疾病。抑酸药物可根据症状严重程度选择持续性服用或按需服用。长期服用质子泵抑制药的潜在不良反应包括感染、小肠细菌过度生长、营养不良（维生素B_{12}及铁、钙缺乏）、骨质脱矿和影响其他药物吸收（如氯吡格雷）。许多起始服用质子泵抑制药的患者可随症状缓解降级使用H_2受体拮抗药继续治疗。一些难治性患者可联合使用质子泵抑制药和H_2受体拮抗药。

抑酸药也可用于一些功能性消化不良患者。对于8个对照试验的Meta分析研究计算出的危险因子为0.86，95%可信区间为0.78~0.95，说明质子泵抑制药的治疗效果优于安慰剂。但是一些较弱的抑酸治疗药物如H_2受体拮抗药的效果还未被证实。

液体抑酸药可以用于轻度GERD患者的短期控制，但是对重度患者没有效果，哪怕给予能够产生不良反应（含镁成分导致腹泻，含铝成分导致便秘）的高剂量。直立时有症状的患者可给予海藻酸和抗酸药的联合使用，因其可形成浮动性的屏障抑制酸反流。硫糖铝是一种八硫酸蔗糖的氢氧化铝盐，能够中和胃酸，吸附胃蛋白酶和胆汁酸盐，对胃食管反流病的作用效果与 H_2 受体拮抗药相当。

3. 幽门螺杆菌根除

只有消化性溃疡和黏膜相关淋巴组织淋巴瘤患者明确需要进行幽门螺杆菌根除治疗。根除治疗对功能性消化不良患者的作用还不明确，但是<15%的病例与幽门螺杆菌感染有关。对 13 项对照试验的 Meta 分析显示，危险因子为 0.91，95%可信区间为 0.87~0.96，说明根除治疗优于安慰剂治疗。几种药物的联合使用能够有效根除幽门螺杆菌；常用的根除方案包括质子泵抑制药或胶体铋剂联合两种抗生素，连续使用 10~14 天。幽门螺杆菌感染与 GERD 呈负相关，尤其在老年人群中。但是幽门螺杆菌的根除不会加重 GERD 的症状。到目前为止，是否要对 GERD 患者进行幽门螺杆菌根除治疗尚无一致的定论。

4. 胃肠动力药物

促胃肠动力药如甲氧氯普胺、红霉素和多潘立酮对 GERD 的治疗效果有限。一些研究发现，促胃肠动力药对功能性消化不良有效果，但没有确凿有说服力的证据。一些医师建议有类似餐后不适综合征症状的患者可以使用促胃肠动力药。γ-氨基丁酸 B（GABA-B）激动药巴氯芬可通过抑制下食管括约肌一过性舒张减少食管的酸或非酸暴露，这种药物可用于难治性酸或非酸反流。

5. 其他方法

抗反流手术（胃底折叠术）最常用于年轻、需要终身治疗、有典型胃灼热感反流症状和对质子泵抑制药治疗有效的 GERD 患者。手术治疗对一些非酸反流患者同样有效。具有不典型症状和有食管体部动力障碍的患者的手术治疗效果可能不好。胃底折叠术可以通过腹腔镜操作，分为 Nissen 和 Toupet 术式，近端胃被部分或全部缠绕于远端食管以增加 LES 压力。吞咽困难，产气腹胀综合征和胃轻瘫可能是胃底折叠术的远期并发症。对于难治性 GERD 患者，增强胃食管连接处屏障功能的内镜治疗方法，包括射频术和胃折术的效果和安全性还没有得到全面的评估。

一些对一般治疗方法反应不佳的功能性胃灼热感或功能性消化不良患者，给予小剂量抗抑郁药可能有效。具体机制还不明确但可能与降低大脑对内脏痛的感知能力有关。产气和腹胀是消化不良患者最难治疗的症状。避免食用产气的食物如豆类，以及使用西甲硅油或活性炭可能对部分患者有效。调节肠道菌群的治疗，如抗生素和含有活菌的益生菌制剂，对细菌过度生长和功能性下消化道功能紊乱的患者有效，但对功能性消化不良的效果还不明确。对于难治性功能性消化不良患者可给予心理治疗，但效果还没有被证实。

（林　昱）

第四节　腹泻和便秘

腹泻和便秘极为常见，两者引起的社会不便、社会生产力降低、药物资源消耗增加等带来了巨大的问题。在世界范围内，每年超过 10 亿人经历 1 次以上急性腹泻。在美国，这些每年受腹泻困扰的人群中，几乎50%的患者不得不限制其社会活动，其中有10%的患者咨询医生，约25 万需要住院，约 5 000 人（主要是老年人）因此而死亡。因而每年的经济负担超过 200 亿美元。在发展中国家，急性感染性腹泻仍然是常见死亡原因之一，尤其是儿童，每年有 200 万~300 万儿童因此死亡。与之相反，便秘在发达国家常见，极少引起死亡。便秘患者往往自行用药，其中 1/3 的患者引起药物资源浪费。慢性腹泻和便秘的人群数据目前尚无定论，可能与不同的定义和报道有关，但这两者的发生率很高。美国人群调查数据显示，慢性腹泻的发生率为2%~7%，慢性便秘发生率12%~19%，女性的发生率是男性的2倍。腹泻和便秘是患者在内科和初级保健医师中是最常见的主诉，在消化科就诊的患者主诉中几乎占50%。

腹泻和便秘症状较轻时，仅为困扰生活的事情，严重时可能危及生命。即使症状轻微，也可能潜在严重消化道病变，如结直肠癌或全身性疾病，如甲状腺疾病的先兆。腹泻和便秘可由多种疾病引起，也可能是严重疾病的先兆，理解这两种症状的病理生理、病因分类、诊断方法和治疗原则很必要。以便于采用疗效价格合理的医护干预。

一、正常生理

小肠的主要功能是消化和吸收食物中的营养物质。小肠和结肠共同调节水和电解质的吸收和分泌、储存并将肠腔内容物运至远端，将小肠内未吸收的糖类通过细菌分解为营养物质。主要的运动功能见表1-6。水和电解质处理功能异常主要引起腹泻。结肠运动和感觉功能异常导致常见的症状，如肠易激综合征（IBS）、慢性腹泻和慢性便秘。

表1-6 消化道正常运动：不同解剖部位的功能

胃和小肠
空腹时同步的移行性复合运动
储存、研磨、混合和运输
回肠储存排空食物
结肠：不规则的混合、发酵、吸收和转运
升结肠、横结肠：储存
降结肠：传输
乙状结肠/直肠：意向性储存

（一）控制肠道的神经系统

小肠和结肠有内在的和外来的神经支配。内源性神经支配也称为肠神经系统，由肠肌间神经元层、黏膜下层神经元和黏膜神经元层组成。肠神经系统由肠神经元通过胺类或肽类神经递质调节。这些神经递质包括乙酰胆碱、血管活性肠肽、阿片类物质、去甲肾上腺素、5-羟色胺、三磷腺苷和一氧化氮。肌间神经丛调节平滑肌功能，黏膜下层神经元调节分泌、吸收和黏膜血流量。

小肠和结肠的外部神经属于自主神经系统的一部分，也可调节运动和分泌功能。副交感神经将内脏感觉和兴奋冲动传递给结肠。副交感神经纤维沿肠系膜上动脉分支通过迷走神经到达小肠和近端结肠。远端结肠由骶副交感神经（S_{2-4}）通过盆腔神经丛传递兴奋。这些神经纤维穿过结肠壁，沿升结肠内神经纤维分布，某些情况下也包括近端结肠。控制运动功能的主要兴奋性神经递质是乙酰胆碱和速激肽，如P物质。交感神经系统与相应的动脉系统伴行到达小肠和结肠，调节肠道运动功能。肠道内的交感神经使括约肌兴奋，并抑制非括约肌的功能。内脏传入神经将肠道感觉传入中枢神经系统。该过程刚开始沿着交感神经纤维，到达脊髓后这些神经纤维分开，在根神经节处有细胞体，并进入脊髓背角线。传入信号沿着脊髓丘脑束和疼痛脊柱通路传输，然后越过丘脑和脑岛投射到大脑皮质。其他的传入神经纤维突触位于椎前神经节肠道蠕动。

（二）肠道液体吸收和分泌

每天约有 9L 液体进入消化道，最终约 1L 剩余的液体进入结肠，最终排出的粪便约 0.2L/d。结肠容量较大，在肠道液体流速能保证重吸收的情况下，其储存功能最多可达平时储存量的 4 倍，即 0.8L/d。因此，当小肠吸收和分泌功能异常时，结肠可以吸收进入结肠的过多液体。

在结肠，钠离子的吸收主要是电荷作用，重吸收发生在膜顶端；基底膜的钠泵提供钠离子的输出功能。一些神经递质或非神经递质，如胆碱能介质、肾上腺素能介质以及血清素介质可调节结肠液体和电解质平衡。血管紧张素和醛固酮也可影响结肠的吸收，表明胚胎时期远端结肠上皮和肾小管有着共同发展过程。

（三）小肠运动功能

空腹时，小肠的运动是一种周期性运动称为移行性复合运动（MMC），为了清除小肠未消化的食物残渣（小肠的"清道夫"）。这种机械性的传输运动发生在整个小肠，每 60~90 分钟产生 1 次，每次平均持续 4 分钟。消化食物期间，除了末端回肠产生更有力的间歇性的推送运动促进空回肠排空，其余小肠则产生不规则的、相对低幅度的混合性收缩运动。

（四）回结肠储存和再利用

末端回肠通过间歇地推送运动排空内容物，充当储存库的作用。这种运动间期肠道可重吸收液体、电解质和营养物质。结肠袋具有分隔肠腔内容物并促进在肠腔混合，保存未吸收的残余物并形成固体粪便。结肠功能和肠腔内生态环境之间有密切关系。在健康人，结肠内固有的细菌在消化到达结肠的未被吸收的糖类中发挥重要作用，是肠黏膜营养物质的重要来源。正常结肠菌群也通过各种机制使病原体无法侵入肠道。在健康人中，升结肠和横结肠作为储存库（平均传输时间为 15 小时），降结肠充当传输功能（平均传输时间为 3 小时）。结肠具有很强的保存钠盐和水的功能。该功能在仅靠小肠无法维持钠平衡的钠耗竭患者中尤为重要。腹泻或便秘可能由近端结肠的储存功能或左半结肠的推进功能异常所致。便秘也可由直肠或乙状结肠储存功能紊乱造成，通常由骨盆异常、肛门括约肌功能障碍或排便的协调功能异常所致。

（五）结肠的运动和张力

小肠的移行性复合运动极少连续至结肠。一般来说，短时间的或阶段性收缩具有混合结肠内容物的作用，而有时通过结肠高振幅（>75mmHg）的传输收缩（HAPCs）促进大量肠内容物的运动，该运动每天发生 5 次左右，通常在早上清醒时和餐后出现。HAPCs 的频率增加，可能会导致腹泻或里急后重。在结肠中，主要的阶段性收缩是不规则的、非传输性的，主要功能是"混合"作用。

结肠的张力是指在结肠收缩运动的基础上叠加肠道节段性的收缩运动（通常收缩运动的时间持续<15 秒）。这是与结肠容纳和感觉能力（音量调节）共同相关的重要辅助因子。

（六）进食后的结肠运动

进食后，结肠阶段性和增强的收缩时间段增加至约 2 小时。初始相位（约 10 分钟）是由迷走神经对胃的机械扩张介导的。随后结肠的反应需要热量刺激，并至少部分通过激素（如胃泌素和血清素）介导。

（七）排便

耻骨直肠肌的紧张性收缩形成了围绕直肠肛门的吊挂结构，该结构对于控制排便功能有重要作用；

排便时，骶副交感神经松弛该肌肉，促使直肠肛门角度的拉直（图1-3）。直肠充盈，通过固有神经和交感神经反射，肛门内括约肌一过性松弛。由于乙状结肠和直肠收缩增加了直肠内的压力，直肠乙状结肠角度增大>15°。直肠扩张产生便意，允许粪便排出，肛门外括约肌自主放松（横纹肌由阴部神经支配）；通过Valsalva动作，腹腔内压力增加，排便过程进一步加强。排便过程也可因肛门外括约肌的收缩而自主延迟。

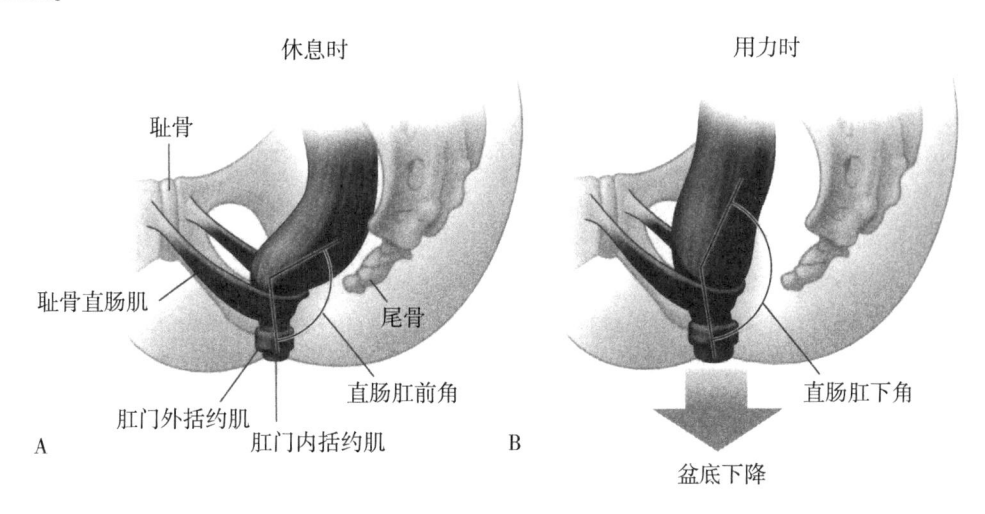

图1-3 肛门直肠在静息（A）和努力排便（B）过程的矢状图

控制排便是由正常的直肠感觉和肛门内括约肌和耻骨直肠肌的强直收缩维持，这两组肌肉环绕肛门直肠，维持肛肠角在80°~110°。排便时，盆底肌肉（包括耻骨直肠肌）松弛，从而使肛门直肠角度拉直至少15°，而后会阴下降1~3.5cm。肛门外括约肌也放松，并降低对肛管压力

二、腹泻

腹泻可广义定义为异常的液体状粪便或不成形粪便排便频率增加。如进食西方饮食，成年人粪便的重量>200g/d，一般可以认为是腹泻。腹泻根据时间进一步分为急性腹泻，腹泻时间<2周；持续性腹泻，腹泻持续时间2~4周和慢性腹泻，腹泻持续时间>4周。

通常与粪便总量<200g/d相关的有两种常见情况，因诊断和治疗方法不同，必须与腹泻区分。一种是假性腹泻，排便次数多但每次排便量很少，往往有直肠紧迫感并与肠易激综合征或直肠炎相伴。另一种是大便失禁，是不自主的排出直肠内容物，这种情况最常见于由神经肌肉疾病或肛肠结构异常所致。腹泻和排便紧迫，如果特别严重，可使症状加重或引起大小便失禁。在患病率等于或高于慢性腹泻地区，当患者以"腹泻"为主诉时，应考虑到与假性腹泻和大便失禁相鉴别。因粪便嵌塞引起的溢出性腹泻，可发生在养老院中的老年患者中，通过直肠指检很容易检测。详细的病史和体格检查可将这些与真正的腹泻相鉴别。

1. 急性腹泻

超过90%的急性腹泻病例是由感染源引起的；这些腹泻的患者常伴有呕吐、发热和腹痛。其余约10%病例是由药物、摄入有毒物质、缺血及其他原因引起。

2. 感染源

大多数感染性腹泻通过粪-口途径传播，或者更常见的是，通过摄入感染患者或动物粪便污染的食

物或水。在免疫功能正常的人的粪便中含有500种以上不同的菌群，这些菌群极少作为腹泻的来源，而且可以抑制摄入的病原体生长。滥用抗生素可干扰肠道菌群，可通过降低消化功能或导致病原体如难辨梭菌过度生长而导致腹泻。

当摄入过量致病菌或感染逃避宿主的黏膜免疫功能和非免疫（胃酸、消化酶、黏液分泌、蠕动、定植菌群受抑制）防御，就会发生急性感染或损伤。特异的肠道病原体可产生特定的临床表现，可为确诊提供线索。

需识别5种常见的高危人群：

（1）旅行者：几乎40%到拉丁美洲、非洲和亚洲这些疫区旅游的游客发生感染称为旅行者腹泻，该病最常见的病原菌是产生肠毒素的凝聚性大肠埃希菌，以及弯曲杆菌、志贺菌、产气单胞菌、诺如病毒、冠状病毒和沙门菌。到俄罗斯（尤其是圣彼得堡）旅行的游客可能患贾第虫相关性腹泻的风险增加；到尼泊尔旅行的游客可能感染环孢子虫症。露营、背包并在野外游泳者可能会感染贾第鞭毛虫。游轮上的旅客可能感染如诺瓦克病毒等引起胃肠炎暴发。

（2）某些食物的消费者：户外野餐、宴会或餐厅食物的消费者常常发生腹泻，常见的感染源是鸡肉中的沙门菌、弯曲杆菌或志贺菌；未烹饪熟汉堡的肠出血性大肠埃希菌（O157：H7）；炒饭或其他再加热食物的蜡样芽孢杆菌；蛋黄酱或奶油类食物的金黄色葡萄球菌或沙门菌；沙门菌还可来自鸡蛋；未煮熟的食物或软奶酪的利斯特菌；以及海鲜尤其是生海鲜的弧菌属、沙门菌或急性甲型肝炎病毒。

（3）免疫力低下者：有腹泻风险的个体包括原发性免疫缺陷（如IgA缺陷的患者、普通型变异型低丙球蛋白血症、慢性肉芽肿病）或更常见的继发性免疫缺陷状态（如艾滋病、老年、服用免疫抑制药者）。常见的肠道致病菌可引起更严重和长期的腹泻，尤其在AIDS病患者中，机会性感染如分枝杆菌属、某些病毒（如巨细胞病毒、腺病毒和单纯疱疹病毒）和原虫（如隐孢子虫、贝氏孢子球虫、微孢子虫和致病性人酵母菌）也可引起腹泻。在艾滋病患者中，通过性病或直肠传播的病原体（如淋病奈瑟球菌、梅毒螺旋体、衣原体）可导致直肠结肠炎。血色病患者较易感染侵入性的肠道感染菌如弧菌属和耶尔森菌，这些患者应避免食用生鱼。

（4）托儿所护理员和他们的家人：志贺菌、贾第鞭毛虫、隐孢子虫、轮状病毒和其他感染源很常见，这些人群发生腹泻应考虑到这些病原体。

（5）院内或疗养院工作者：在许多医院和疗养院，感染性腹泻是一种常见的院内感染，病原体可为多种微生物，但最常见的是难辨梭菌。难辨梭菌感染可见于既往未用过抗生素者，也可为社区获得性感染。

传染性病原体引起急性腹泻的不同临床表现取决于病理生理的不同，这些临床表现可有助于诊断（表1-7）。摄入产毒素的病原菌、肠产毒性细菌和肠道聚集性病原体后，小肠分泌增加导致大量的水样泻。在摄入前两种病原体几小时后，可出现腹泻伴严重的呕吐，而不伴或极少伴发热；这两种类型中，第二种呕吐通常会少一些，腹部绞痛或腹胀更明显，发热时体温较高。产细胞毒素和侵入性微生物均可引起高热和腹痛。侵入性细菌和阿米巴虫常引起血性腹泻（简称痢疾）。耶尔森菌可侵入回肠末端和近端结肠黏膜，并引起腹部剧烈疼痛与压痛，类似急性阑尾炎。

表1-7 急性感染性腹泻的致病源和临床特征之间的关系

病理生理/致病源	前驱期	呕吐	腹痛	发热	腹泻
产毒性微生					
前毒素					
蜡样芽孢杆菌、金黄色葡萄球菌	1~8小时	3~4+	1~2+	0~1+	3~4+,水样泻
产气荚膜梭菌	8~24小时				
肠毒素					
霍乱弧菌、大肠埃希菌、克雷白杆菌、肺炎球菌、产气单胞菌属	8~72小时	2~4+	1~2+	0~1+	3~4+,水样泻
肠黏附素					
大肠埃希菌、贾第鞭毛虫属、隐孢子虫、寄生虫	1~8天	0~1+	1~3+	0~2+	1~2+,水样便,糊状便
产生细胞毒素					
难辨梭菌	1~3天	0~1+	3~4+	1~2+	1~3+,往往水样便,偶尔血便
出血性大肠埃希菌	12~72小时	0~1+	3~4+	1~2+	1~3+,起始水样便,迅速转为血性便
侵袭性微生物					
轻度炎症					
轮状病毒和诺如病毒	1~3天	1~3+	2~3+	3~4+	1~3+,水样便
炎症程度可变					
沙门菌、弯曲杆菌和产气单胞菌属、副溶血弧菌、耶尔森菌	12小时~11天	0~3+	2~4+	3~4+	1~4+,水样便或血便
重度炎症					
志贺菌属、肠侵袭性大肠埃希菌、溶组织性阿米巴虫	12小时~8天	0~1+	3~4+	3~4+	1~2+,血便

最后,感染性腹泻可有全身性表现。感染沙门菌、弯曲杆菌、志贺菌和耶尔森菌后可能发生反应性关节炎(原称为瑞特综合征)、尿道炎和结膜炎。耶尔森鼠疫杆菌也可能会导致自身免疫型甲状腺炎、心包炎和肾小球肾炎。肠出血性大肠埃希菌(O157∶H7)和志贺菌可导致溶血性尿毒症综合征,溶血性尿毒症综合征病死率很高。感染后肠易激综合征现已确认为感染性腹泻的并发症。急性腹泻也可能是病毒性肝炎、利斯特菌、军团菌病和中毒性休克综合征等全身性感染的一个主要症状。

3. 其他病因

药物的不良反应很可能是急性腹泻最常见的非感染性病因。用药和症状出现时间的关联性有助于诊断。尽管很多药物的不良反应为腹泻,但抗生素、抗心律失常药、抗高血压药、非甾体消炎药(NSAIDS)、某些抗抑郁药、化疗药物、支气管扩张药、抗酸药和通便药更易导致腹泻。闭塞性或非闭塞性缺血性结肠炎通常发生在50岁以上人群中;常在水样便之前表现为急性下腹痛,然后为血便;可导致乙状结肠或左半结肠的急性炎症,少数情况下累及直肠。急性腹泻可伴随结肠憩室炎和移植物抗宿主病。急性腹泻往往伴有全身炎症反应,急性腹泻可发生在摄入一些毒物后,包括有机磷杀虫剂、毒蕈碱和其他毒蘑菇类、砷剂和海鲜类食物的前毒素如雪卡毒素和鲭鱼。摄入食物后的急性过敏反应可有相似的临床表现。引起慢性腹泻的疾病在病程早期也可与急性腹泻混淆。炎症性肠病和其他一些炎症性慢性腹泻也可突然起病,而不是隐袭起病,临床表现也可与感染性疾病相似。

（一）急性腹泻

急性腹泻的治疗取决于其严重程度和病程，在不同人群中也有不同表现（图1-4）。多数急性腹泻症状轻微且为自限性，不能明确治疗费用与潜在的患病率和药物治疗之间的关系。评估指标包括导致脱水的大量腹泻、严重血便、发热≥38.5℃、持续时间>48小时而无改善、近期使用抗生素、首次出现的社区暴发、50岁以上患者出现剧烈的腹痛，以及老年人（≥70岁）或免疫功能低下患者。在伴中、重度发热的腹泻且大便白细胞增多（或粪便白细胞蛋白质水平增加）或严重血便时，应首先给予经验性抗生素治疗，然后再考虑确诊。

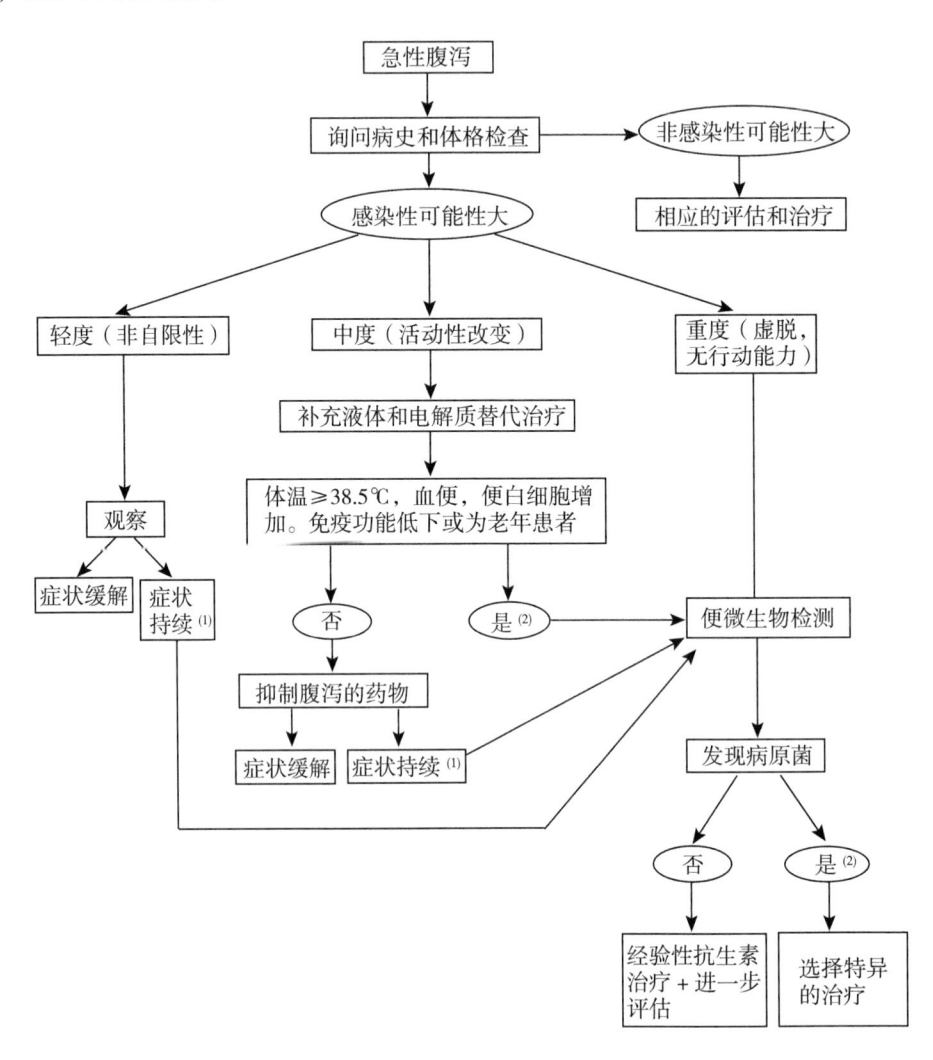

图1-4 急性腹泻的处理流程

（1）症状出现时，往往已经经验性应用抗生素如甲硝唑；（2）症状出现时经验性用喹诺酮类

严重的急性感染性腹泻的确诊方法是粪便的微生物检测，包括细菌、病毒病原体的检测，直接显微镜下检验寄生虫及寄生虫卵，或用免疫学方法检测某些细菌毒素（如难辨梭菌）、病毒抗原（轮状病毒）和原生动物抗原（如贾第鞭毛虫、溶组织内阿米巴虫）。结合疾病的临床和流行病学调查可协助诊治。如果疑诊某种特定的或相关的病原体，则无须对粪便进行全部的培养检测，或者在某些情况下，特定的培养结果可用于诊断肠出血性大肠埃希菌和其他类型的大肠埃希菌、弧菌属、耶尔森菌引起的腹泻。粪便的分子生物学可鉴定独特的DNA序列，不断发展的微阵列技术可能会建立更快速、灵敏、特异的检查方法，并可能在将来使效价比更优化。

持续的腹泻多见于贾第鞭毛虫，病因方面还应想到难辨梭菌（尤其是使用过抗生素后出现的腹泻）、溶组织内阿米巴、隐孢子虫、弯曲杆菌等。如果粪检测未能查出病原体，乙状结肠镜下活检和胃镜十二指肠活检可能检查出病因。布雷纳德腹泻目前已被越来越多人知晓，其特征是突然发作的持续至少4周的腹泻，但也可能持续1~3年。这种腹泻以往认为是病原体引起的，它可能与远端小肠或近端结肠的轻度炎症相关。

在无明显特征的持续性腹泻患者中，用乙状结肠镜、结肠镜或腹部CT（或其他影像学方法）进行形态结构检查，以排除炎性肠病，或作为疑诊非感染性急性腹泻如缺血性结肠炎、憩室炎或不完全性肠梗阻患者的初始检查方法。

不管急性腹泻的种类是什么，治疗关键是补充液体和电解质的替代治疗。轻度患者，可单独用补液疗法。严重腹泻患者，应立刻使用糖-电解质溶液（运动饮料或专用的溶液配方）以限制脱水，在这些患者中，脱水是患者主要的死因。重度脱水的患者，尤其是婴幼儿和老年人，应静脉补液。

在中度严重的不伴发热的腹泻和血便患者中，抑制动力和分泌的药物如洛哌丁胺，在控制症状时可能比较有效。这些药物在伴有发热的痢疾患者中应避免使用，因其可能加重病情或延长病程。碱式水杨酸铋可减少呕吐和腹泻的症状，但不应该用于治疗免疫力低下的患者或有肾功能损害的患者，因为这些患者有发生铋剂脑病的风险。

在某些急性腹泻患者中，合理使用抗生素可降低其严重性并缩短病程。治疗中到重度伴发热的痢疾杆菌感染的患者时，确诊前许多医生会经验性用喹诺酮类抗生素如环丙沙星（500mg，2次/天，服用3~5天）。对疑诊贾第鞭毛虫感染的患者，经验性治疗也可以应用甲硝唑（250mg，4次/天，用7天）。抗生素的选择和用药方案是由特异的病原体、抗生素耐药的地域情况决定。不论是否发现病原体，对于免疫功能低下、机械心脏瓣膜置换或近期行血管移植术者，或者是老年患者中，均有使用抗生素指征。碱式水杨酸铋可降低旅行者腹泻的频率。预防性使用抗生素仅适用于某些腹泻发生率较高的国家旅行且腹泻发生的可能性较大或较严重的人群，包括免疫功能低下患者、炎性肠病患者、血色病或胃酸缺乏者。使用环丙沙星或利福昔明可降低90%的细菌引起的旅行者腹泻。虽然利福昔明不适合治疗侵袭性疾病，但可用来治疗无并发症的旅行者腹泻。最后，医生应警惕流行性的腹泻并及时提醒公共卫生部门。这可能会降低腹泻最终影响的人数。

（二）慢性腹泻

腹泻持续时间>4周应评价病情，以除外严重的潜在疾病。与急性腹泻不同，大多数慢性腹泻的原因是非感染性的。慢性腹泻按照病理生理机制分类有利于合理管理，虽然许多疾病引起腹泻的发病机制不止一种（表1-8）。

表1-8　根据主要的病理生理机制区分慢性腹泻主要的原因

分泌性腹泻病因
外源性刺激性泻药
慢性乙醇摄入
其他药物和毒素
内源性通便物质（二羟胆酸）
特发性分泌性腹泻
某些细菌感染
肠切除、疾病或瘘管（降低肠道吸收功能）
不完全性肠梗阻或粪便嵌塞

续 表

产生激素的肿瘤（类癌、VIP瘤、甲状腺髓样癌、肥大细胞增多症、胃泌素瘤、结直肠绒毛状腺瘤）
艾迪生病
先天性电解质吸收缺陷
渗透性腹泻病因
渗透性泻药（Mg^{2+}，PO_4^{3-}，SO_4^{2-}）
乳糖酶等双糖酶缺乏
不可吸收的糖素（山梨糖醇、乳果糖、聚乙二醇）
脂肪泻的原因
腔内消化不良（胰腺外分泌功能不全、细菌过度生长、减肥手术、肝疾病）
黏膜吸收不良（乳糜泻、Whipple病、感染、无β-脂蛋白血症、缺血）
黏膜后梗阻（1度或2度淋巴阻塞）
炎性腹泻病因
炎性肠病（克罗恩病、溃疡性结肠炎）
淋巴细胞性和胶原性结肠炎
免疫相关的黏膜疾病（1度或2度免疫缺陷病、食物过敏、嗜酸性粒细胞胃肠炎，移植物抗宿主病）
感染（侵袭性细菌、病毒和寄生虫、布雷纳德腹泻）
辐射伤害
胃肠道恶性肿瘤
动力性腹泻病因
肠易激综合征（包括感染后肠易激综合征）
内脏神经性肌病
甲状腺功能亢进症
药物（促动力药）
迷走神经切断术后
个体原因
夸大病情
饮食失调
医源性原因
胆囊切除术
回肠切除
减肥手术
迷走神经切断、胃底折叠术

1. **病因**

（1）分泌性腹泻的病因：分泌性腹泻是由于液体和电解质在肠黏膜转运发生障碍所致。其临床特征是大量水样便，通常是无痛的，禁食后腹泻并不减轻。由于没有未被消化吸收的溶质，大便渗透压主要由正常的内源性电解质组成，因而粪便渗透压差并不增大。

1）药物：日常摄入的原因。上百种处方药和非处方药物可能会产生腹泻。偶尔或习惯性使用的刺激性泻药（如番泻叶、鼠李糖、比沙可啶、蓖麻酸或蓖麻油）也须考虑。长期慢性饮酒可因肠上皮细胞受损，水钠吸收障碍以及快速转运和物质交换障碍而导致分泌型腹泻。某些环境毒物（如砷）的无意摄取会导致慢性腹泻而非急性腹泻。某些细菌感染可能会持续一段时间，与分泌型腹泻有关。

2）肠道切除术、肠黏膜病变或小肠结肠瘘：这些情况可导致分泌型腹泻是因为肠道表面积不足，无法充分重吸收分泌的液体和电解质。与其他的分泌型腹泻不同，这种腹泻进食后加重。由于原发疾病（如克罗恩病的回肠炎）或末端回肠切除长度<100cm，二羟胆酸无法被肠道吸收，并可刺激结肠分泌（高氯性腹泻）。该机制也可导致特发性分泌性腹泻，在肠黏膜表面正常的末端回肠，出现胆汁酸功能性吸收不良。特发性胆汁酸吸收障碍在原因不明的慢性腹泻病因中约占40%。由肠细胞产生的成纤维

生长因子 19 在负反馈调节降低胆酸合成中，某种程度可导致胆汁酸的合成超过正常回肠重吸收的容量，因而产生胆汁酸腹泻。

不完全性肠梗阻、出口狭窄或粪便嵌入，使粪便难以排出而积聚，反过来也加重由于液体高分泌而导致的便量增加。

3）激素：虽然激素介导的分泌型腹泻并不常见，但典型的分泌型腹泻是由激素介导的。转移性胃肠道类癌或少见的主支气管类癌可以是水样泻的独立病因，或作为类癌综合征的一部分，同时还包括周期性的面部潮红、喘息、呼吸困难和右侧瓣膜性心脏病。腹泻是由于肠道分泌的一些有活性的激素包括 5-羟色胺、组胺、前列腺素和各种激肽释放到循环系统中所致。高水平 5-羟色胺和烟酸不足很少产生糙皮病样皮损。胃泌素瘤是最常见的神经内分泌肿瘤之一，其典型表现为难治性消化性溃疡，但高达 1/3 病例发生腹泻，其中 10% 病例中腹泻可能是唯一的临床表现。虽然包括胃泌素等促分泌激素在腹泻中起重要作用，但腹泻最常见的原因是由于十二指肠腔内较低 pH 导致胰酶失活，进而导致脂肪消化不良。水样泻、低血钾、胃酸缺乏综合征，也称胰性霍乱，是由于胰腺非 B 细胞腺瘤，称作 VIP 瘤（血管活性肠肽瘤），分泌 VIP 和许多其他肽类激素，包括胰多肽、促胰液素、胃泌素、胃泌素抑制肽（也称为葡萄糖依赖性促胰岛素肽）、神经降压素、降钙素和前列腺素所致。VIP 瘤导致的分泌性腹泻往往腹泻量大，大便总量>3L/d；有报道每天总量可高达 20L。可出现危及生命的严重脱水；并可伴有与低钾血症相关的神经肌肉功能异常、低镁血症、高钙血症、面色潮红和高血糖。甲状腺髓样癌可由于分泌降钙素、其他分泌型肽类或前列腺素引起水样泻。严重的腹泻往往与肿瘤转移和预后差相关联。全身性肥大细胞增多症引起的分泌型腹泻可能与皮肤损伤有关的色素性荨麻疹相关，或与组胺或由于肥大细胞浸润肠道引起的炎症导致有关。体积较大的结直肠绒毛状腺瘤较少与低血钾的分泌型腹泻有关，该腺瘤可被 NSAIDs 药物抑制，并且主要由前列腺素介导。

4）先天性离子吸收缺陷：少数情况下，出生时与离子吸收有关的载体缺陷可导致水样泻。这些疾病包括 Cl^-/HCO_3^- 交换缺陷（先天性氯性腹泻）伴随碱中毒（由于 DRA^- 基因突变，而该基因在腺瘤中表达下调）和由于 NHE3 基因（Na^+/H^+ 交换）缺陷导致的先天性钠腹泻，并导致酸中毒。

某些激素缺陷与水样泻相关，如肾上腺皮质功能缺陷（艾迪生病），患者同时出现皮肤色素沉着。

(2) 渗透性腹泻的病因：当摄入食物吸收较差时，溶质导致的肠道高渗透性使大量的液体进入肠腔内，超过了结肠重吸收的能力，就会发生渗透性腹泻。粪便中随溶质的负载增加，水也相应成比例地增加。渗透性腹泻的特征是禁食或停用引起腹泻的药物后，腹泻会好转。

1）渗透性泻药：当服用含镁的抗酸药、膳食补充剂或泻药可引发渗透性腹泻，典型表现为粪便渗透压差增加（>50mmol/L）。目前不再推荐检测粪便渗透压差，因为即使在排便后立即测量，结果也可能是错误的，因为结肠细菌通过代谢糖类，会导致渗透压增加。

2）糖类吸收不良：在肠黏膜刷状缘，双糖酶和其他酶类由于先天性或后天获得性缺陷，糖类吸收不良，导致渗透性腹泻伴 pH 降低。成年人慢性腹泻的最常见的原因是乳糖酶缺陷，它影响全世界 3/4 的非白种人和 5%~30% 的美国人；不管何时，总的乳糖负载影响症状。大多数患者通过避免饮用奶制品而不需要补充酶素。一些糖类，如山梨糖醇、乳果糖或果糖，经常出现吸收不良，随着药物、口香糖、糖果的摄入，在改善甜度的同时由于糖类吸收不良而导致腹泻发生。

(3) 脂肪泻的原因：脂肪吸收不良可能导致油腻、恶臭、难以冲洗的大便，因同时伴随氨基酸和维生素吸收障碍，患者往往有体重下降、营养不良。脂肪泻定义为粪便脂肪含量超过了正常的 7g/d；快输出型腹泻粪便中脂肪含量高达 14g/d；小肠疾病时粪便中脂肪平均含量为 15~25g/d，胰腺外分泌功能不全时粪便脂肪含量常>32g。腔内消化不良、黏膜吸收不良或淋巴管阻塞可能产生脂肪泻。

1) 肠腔内消化不良：这种情况最常见的是胰腺外分泌功能不全，当90%以上胰腺分泌功能受损时会出现肠腔内消化不良。慢性胰腺炎尤其是常见的大量饮酒导致的慢性胰腺炎，是引起胰腺分泌功能不全最常见原因。其他原因包括囊性纤维化、胰管阻塞。少数情况下见于生长抑素瘤。小肠细菌过度生长可使胆汁酸游离并改变特定结构的形成，影响脂肪的消化。该过程可发生在闭合型肠襻、小肠憩室或运动障碍，特别见于老年人。此外，肝硬化或胆道梗阻也可由于腔内胆酸浓度不足导致轻度脂肪泻。

2) 黏膜吸收不良：黏膜吸收不良可见于多种肠病，但最常见于乳糜泻。这种谷物敏感性肠病见于各年龄段，其特征是近端小肠绒毛萎缩和腺窝增生，可表现为伴有不同程度的多种营养素缺乏相关的脂肪泻。乳糜泻的发病率比以前人们认为的更常见，约占人群的1%，往往不伴脂肪泻，症状类似于肠易激综合征，并伴有许多消化道和消化道外表现。热带口炎性腹泻可产生类似的组织学和临床症状，但更常见于热带气候的居民或旅行者；突然起病，使用抗生素有效的腹泻应首先考虑感染性腹泻。由于组织细胞浸润小肠黏膜导致的Whipple病，是脂肪泻的少见原因，好发于青年或中年男性；常有关节痛、发热、淋巴结肿大，并和极度疲劳有关，可影响中枢神经系统和心内膜。获得性免疫缺陷综合征患者鸟分枝杆菌胞内感染也可产生类似的临床和组织学表现。无β脂蛋白血症是儿童发病的一种罕见的乳糜微粒形成和脂肪吸收不良症状，可表现为棘形红细胞症、运动失调和视网膜色素变性。其他一些情况如感染，尤其原生动物如贾第鞭毛虫相关感染、多种药物（如秋水仙碱、考来烯胺、新霉素）、淀粉样变和慢性缺血均可引起黏膜吸收不良。

3) 黏膜下淋巴管梗阻：该情况是由于罕见的先天性肠淋巴管扩张或继发于外伤、肿瘤、心脏疾病或感染的获得性淋巴管阻塞，导致特殊的伴随肠道蛋白丢失的脂肪吸收不良（常可引起水肿）和淋巴细胞减少，而糖类和氨基酸的吸收仍是正常的。

(4) 炎性病因：炎性腹泻通常伴发热、疼痛、出血或其他炎症表现。腹泻的机制可能不仅是渗出性的，临床表现根据病变的部位而不同，可表现为脂肪吸收不良、液体或电解质吸收不良、因细胞因子和其他炎症介质的释放而导致的高分泌或高动力状态。粪便检查的共同点是有白细胞或白细胞相关蛋白如钙卫蛋白。在炎症较重时，因渗出导致蛋白质丢失可引起水肿，一般是全身性水肿。任何中年或老年人出现慢性炎症型腹泻尤其血性腹泻时，应仔细评估，以排除结直肠肿瘤。

1) 特发性炎性肠病：这类疾病包括克罗恩病和溃疡性结肠炎，是引起成年人慢性腹泻最常见的器质性疾病，病情严重程度变化较大，从轻度到暴发性甚至危及生命。它们可能与葡萄膜炎、多关节痛、胆汁淤积性肝病（原发性硬化性胆管炎）和皮肤损伤（结节性红斑、坏疽性脓皮病）同时存在。显微镜下结肠炎包括淋巴细胞性结肠炎和胶原性肠病，是目前越来越多人认识到的引起慢性水样泻的原因，多见于中年女性和服用非甾体抗炎药（NSAIDs）、他汀类药物、质子泵抑制药（PPIs）和选择性5-羟色胺再摄取抑制药（SSRIs）的人群。肠黏膜病理活检时，需在肉眼观察正常的结肠黏膜取组织病理以确诊。显微镜下结肠炎可与肠易激综合征或脂肪泻相伴，抗炎药物（如铋剂）、阿片类物质激动药如洛哌丁胺或布地奈德的治疗效果较好。

2) 原发性或继发性免疫缺陷：免疫缺陷可导致长期感染性腹泻。在选择性IgA缺陷或普通变异性低γ球蛋白血症患者中，腹泻很常见，常因贾第鞭毛虫感染、细菌过度生长或口炎性腹泻所致。

3) 嗜酸粒细胞性胃肠炎：嗜酸性粒细胞浸润消化道黏膜、肌层或浆膜的任何部位均可能引起腹泻、疼痛、呕吐或腹腔积液。这类患者往往有过敏史，50%~75%的患者粪便的显微镜检查可见到嗜酸粒细胞破裂后嗜酸性颗粒相互融合而形成的夏科-雷登结晶和外周血嗜酸粒细胞增多。虽然成年人会出现对某些事物过敏反应，但真正的食物过敏引起的慢性腹泻仍较罕见。

4）其他原因：慢性炎性腹泻还可因放射性小肠结肠炎、慢性移植物抗宿主病、贝赫切特病和 Cronkhite-Canada 综合征等引起。

（5）动力性腹泻的病因：肠道运动加快虽然可导致腹泻，但也可能是继发于腹泻的症状，原发性动力异常并非腹泻常见的真正病因。动力异常导致的腹泻，大便特征往往与分泌性腹泻类似，由于肠动力增快导致消化不良，患者可出现轻度脂肪性，即每天排出不超过 14g 的脂肪。甲状腺功能亢进、类癌综合征和某些药物（如前列腺素、促动力药）可导致高动力性腹泻。原发性内脏神经肌病或特发性获得性假性肠梗阻可能导致肠内容物淤滞，继发细菌过度生长引起腹泻。糖尿病性腹泻，常伴外周神经和全身自主神经病变，部分患者可能因肠道运动功能障碍而产生腹泻。

肠易激综合征很常见（10%发病率，每年新发病率1%~2%），其特征是小肠和结肠受各种刺激物影响而出现运动和感觉功能异常。患者可出现腹泻和便秘交替，腹泻在夜间停止，伴随腹痛，腹痛在排便后减轻，较少出现体重减轻。

（6）个体原因：在三级医疗中心，个人因素导致的腹泻占不明原因腹泻的15%。无论是 Munchausen 综合征（伪装或自伤以获得疾病诊断）还是进食障碍，部分患者会隐瞒自行服用泻药或联合服用其他药物（如利尿药）或在大便送检时在大便中暗中加水或尿的事实。这种患者多见于女性，通常有精神疾病史，部分患者曾从事卫生保健职业。低血压和低血钾是常见的共同点。评估该类患者较困难。加入水或尿液的粪便可通过非常低或非常高的渗透压体现。通常在医生面前这类患者否认他们的这种行为，但如果在精神科医生面前讲出自己的行为后，这类患者可从心理辅助治疗中获益。

2. 实验室检查

评估慢性腹泻的实验室辅助检查方法很多，许多检测方法比较昂贵并属于侵入性的。在这种情况下，需通过仔细询问病史和体格检查选择合适的检测方法（图1-5A）。了解这种检测流程，可以在复杂的检查流程中通过简单的分流检测来简化流程（图1-5B）。病史和体格检查（表1-9）以及常规血液学检查应能概括腹泻的机制，有助于鉴别诊断，并能够评估患者的液体/电解质和营养状况。应注意询问患者起病情况、病程、发病模式、加重和缓解因素（特别是与饮食的关系），以及腹泻时大便特征。是否存在大便失禁、发热、体重下降、疼痛，记录患者暴露因素（如旅行、药物、与腹泻患者接触史）以及常见的肠外表现（皮肤改变、关节痛、口腔阿弗他溃疡）。炎性肠病或热带口炎性腹泻的家族史可能表明相应这些疾病的可能性。一些体格检查如甲状腺肿大、气喘、心脏杂音、水肿、肝大、腹部肿块、淋巴结肿大、皮肤黏膜异常、肛瘘或肛门括约肌松弛等可能为诊断提供线索。外周血白细胞增多、血细胞沉降率增快或C反应蛋白升高表明炎症反应；贫血反映失血或营养缺乏；嗜酸粒细胞增多可能与寄生虫感染、肿瘤、免疫相关血管疾病、过敏或嗜酸性胃肠炎有关。血液生化检测可发现电解质、肝功能或其他代谢紊乱。检测组织谷氨酰胺转移酶抗体有助于检测乳糜泻。

当根据初步的检测结果高度可疑某种特定的诊断时，试验性治疗方案通常是合理、有效并具有成本效益的。如在健康年轻人中禁食后腹泻停止可采用限制乳糖的饮食方案；在背包爬山旅行后腹胀和腹泻持续存在，可以给予甲硝唑治疗可能的贾第鞭毛虫感染；末端回肠切除术后出现持续的餐后腹泻，可能是由于胆汁酸吸收不良，在进一步评估之前可采用考来烯胺治疗。如试验性治疗后，症状持续不好转则需要进一步行其他检查。

部分患者可能在初次就诊时就考虑某些可能的诊断（如炎性肠病），进一步检查需确诊并评估疾病的严重程度和范围，以便指导治疗。可疑肠易激综合征的患者应首先通过乙状结肠镜检查并活检评估；

如检查结果正常，可以除外器质性疾病后，应按照处理流程，经验性给予解痉药、止泻药、收敛药、抗焦虑或抗抑郁药。慢性腹泻和便血的患者应检测微生物和结肠镜检查。

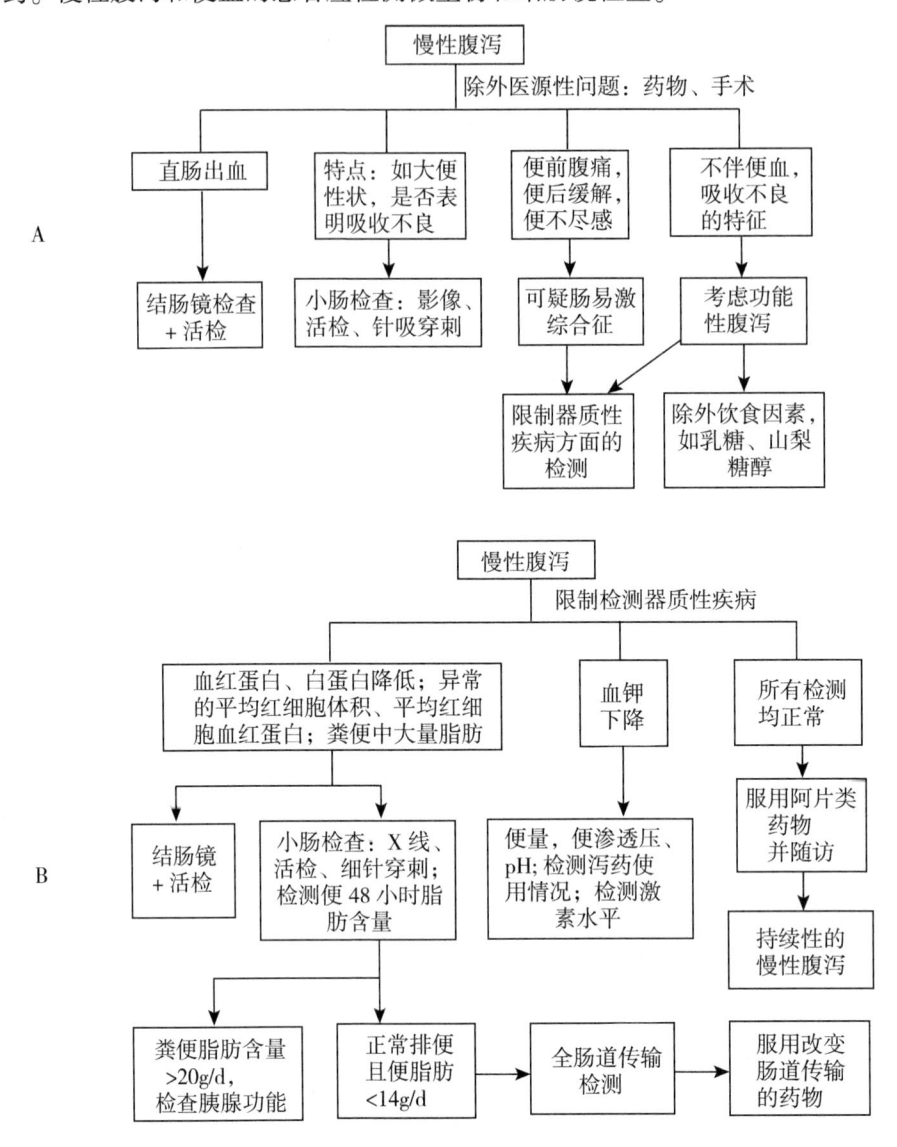

图 1-5　慢性腹泻

A. 根据伴随的症状和体征的初始管理；B. 在初步评估的基础上，根据年龄段筛选器质性疾病

表 1-9　慢性腹泻患者体格检查

1. 患者是否存在吸收不良或炎性肠病的一些特征如贫血、疱疹性皮炎、水肿或杵状指
2. 儿童患者是否存在自主神经病变或胶原血管疾病的特征，如直立性低血压、皮肤、手或关节病变
3. 患者是否有腹部肿块或压痛
4. 患者是否存在直肠黏膜异常、直肠病变或肛门括约肌功能改变
5. 患者是否存在全身性疾病的皮肤黏膜表现，如疱疹样皮炎（乳糜泻）、结节性红斑（溃疡性结肠炎）、面色潮红（类癌）或口腔溃疡或炎性肠病乳糜泻

约 2/3 的慢性腹泻病例中，病因在初始检测后仍不清楚，需要进一步检查。粪便定量和常规检查可以为确诊提供重要的客观证据或对慢性腹泻进行分型，以便进一步研究。如果大便重量>200g/d，应采用其他的粪便检测，包括电解质浓度、pH、粪隐血试验、便白细胞检查（或白细胞蛋白测定）、脂肪定

量，并检测是否使用通便药。

对分泌型腹泻（水样泻、正常渗透压差），应考虑到药物不良反应或患者私自使用泻药的可能性。应进行便微生物学检查，包括便细菌培养（包括产气单胞菌和邻单胞菌属），检查寄生虫及虫卵和贾第鞭毛虫抗原检测（该检测是检测贾第鞭毛虫最敏感的检测方法）。将肠道吸出物定量培养或用葡萄糖或果糖呼气试验检测呼吸氢、甲烷或其他代谢物（如 $^{14}CO_2$），结果可用于排除小肠细菌过度生长。然而，这些呼气试验的结果可能被异常的肠道运动功能干预。胃镜和结肠镜检查及活检和小肠钡剂造影有助于排除结构性或隐匿的炎性疾病。当病史或其他辅助检查提示相关疾病时，建议检测肽类激素（如血清胃泌素、血管活性肠肽、降钙素和甲状腺激素/促甲状腺激素或尿5-羟吲哚乙酸和组胺）。

渗透性腹泻的进一步评估应该包括检测乳糖不耐受和镁摄入量这两种最常见的原因。低粪便pH可能是糖类吸收不良；乳糖吸收不良可通过乳糖呼吸试验或乳糖排斥试验观察对乳糖的耐受程度（如1L牛奶）。一般不采用小肠活检检测乳糖酶的方法。如果粪便镁或缓泻药浓度升高，应考虑为患者无意或自行摄入药物的可能，此时应寻求精神科医生的帮助。

对于检查为脂肪泻的患者，应采用内镜下小肠活检（包括针吸检测贾第鞭毛虫和定量培养）；如果这些检查仍不能确诊，下一步应进行小肠影像学检查。如果小肠影像学检查是阴性的或可疑胰腺疾病，应该用直接检测的方法除外胰腺外分泌功能不全，如促胰液-胆囊收缩刺激试验或内镜下检测相关病变情况。一般情况下，间接检查如粪便弹性蛋白酶或胰凝乳蛋白酶的活性测定或苯替酪胺检测灵敏度和特异性较低，目前并未普遍采用。

粪便检查发现血液或白细胞，应考虑慢性炎症型腹泻。接下来需要进行粪便培养、检查寄生虫及虫卵、难辨梭菌毒素检测、结肠镜下活检。如果有提示小肠病变，可进行小肠造影。

3. **治疗**

慢性腹泻治疗取决于病因，部分可治愈，部分可抑制病情发展，或采用经验治疗。如果可根除病因则腹泻是可治愈的，如手术切除结直肠肿瘤，抗生素治疗Whipple病或热带口炎性腹泻，或停止使用相关药物。对许多慢性疾病，可通过阻断发病机制来抑制腹泻。如通过无乳糖饮食或无麦胶饮食治疗乳糖酶缺陷或乳糜泻，使用糖皮质激素或其他抗炎药治疗特发性炎性肠病，采用吸附剂如考来烯胺治疗回肠胆酸吸收不良，采用质子泵抑制药如奥美拉唑治疗胃泌素瘤，采用生长抑素类似物如奥曲肽治疗类癌综合征，前列腺素抑制药如吲哚美辛治疗甲状腺髓样癌以及采用胰酶制药替代治疗胰腺外分泌功能不全。当慢性腹泻特定的病因或发病机制无法确诊时，经验性治疗可能有益处。温和的阿片类药物如地芬诺酯和洛哌丁胺，对轻度或中度水样腹泻是有效的。对于较严重的腹泻，可待因或阿片酊可能有效。在严重的炎性肠病中，应避免使用抑制肠蠕动的药物，因为可能会导致中毒性巨结肠。可乐定是一种 α_2 肾上腺素能激动药，可用来治疗糖尿病性腹泻。对于所有慢性腹泻患者，液体和电解质平衡是治疗腹泻的一个重要组成部分（见"急性腹泻"）。脂溶性维生素替代治疗在慢性脂肪泻患者中也非常重要。

三、便秘

便秘是临床上常见的主诉，通常是指持久的排便困难、排便频率减少或排便不尽感。由于正常的排便习惯范围较广，便秘难以精确定义。多数人至少每周排便3次，然而排便频率低不是定义便秘的唯一标准。很多便秘患者排便频率正常，但诉排便费力、粪便坚硬、下腹胀满或不能完全排空。应详细分析患者的症状以明确"便秘"和"排便困难"的意义。

大便性状和排便情况与排便通过时间的相关性较好。较硬的、丸状便发生于慢传输型，而松散的、水样便与排便通过时间过快有关。小丸状便和非常大的粪便都比正常大便难以排出。

硬便或过度用力排便的感觉很难客观地评价，需要灌肠剂或对排便情况进行量化是临床上确定患者对排便困难描述的有效方法。

精神心理因素和文化因素也可能很重要。如如果一个人的父母非常重视孩子每天排便，在某天没有排便时就会非常关注；一些成年人在有便意时习惯性地忽略或延迟排便。

（一）病因

慢性便秘一般是由于摄入纤维素或水分不足，或因无序的结肠传输或肛门直肠功能病变所致。某些药物、老龄或一些全身性疾病通过引起消化道神经功能紊乱而引起便秘（表1-10）。新发的便秘可能是一些器质性病变如肿瘤或肠道狭窄引起的症状。在特发性便秘中，一些患者表现出上段胃肠道排空延迟、横结肠传输时间延长（通常发生在近端结肠）和高振幅推进式传播收缩的次数减少。出口梗阻性便秘（也称为排便障碍）可引起结肠传输延长，通过生物反馈训练往往可以纠正。任何原因引起的便秘可能会因住院或存在慢性疾病而加重，因为这两种情况通常导致身心受损，身体活动减少。

表1-10 成年人引起便秘的原因

便秘的类型和病因	举例
新近起病	
结肠梗阻	肿瘤、狭窄、缺血、憩室、炎症
肛门括约肌痉挛	肛瘘、疼痛的痔
药物	
慢性便秘	
肠易激综合征	便秘为主型、腹泻-便秘交替型
药物	钙离子拮抗药、抗抑郁药
结肠假性肠梗阻	慢传输性便秘、巨结肠（少见的Hirschsprung病、Chagas病）
直肠排便障碍	盆底功能障碍、肛门痉挛、会阴下垂综合征、直肠黏膜脱垂、直肠前突
内分泌疾病	甲状腺功能低下、高钙血症、妊娠
精神心理疾病	抑郁、进食障碍、药物
神经性疾病	帕金森综合征、多发性硬化、脊柱损伤
全身肌肉疾病	进行性系统性硬化症

仔细询问患者的病史通常可获得患者更多的症状信息，并可基于排便频率（如每周排便次数少于3次）确定他（她）是否存在便秘、大便性状改变（多块状或硬便）、过度用力排便、排便时间延长或需要手法辅助排便等情况。在多数情况下（很可能>90%的病例），便秘并无病因（如肿瘤、抑郁症或甲状腺功能减退等疾病），充足饮水、锻炼和补充膳食纤维（15~25g/d）后便秘可好转。良好的饮食习惯和用药史并注意心理问题是治疗便秘的关键。体格检查，尤其是直肠指检可排除粪便嵌塞和多数表现为便秘和排便障碍的重要疾病，如肛门括约肌张力过高。

当便秘伴随体重下降、直肠出血或贫血等症状时，需要乙状结肠镜联合钡剂灌肠检查或直接行结肠镜检查，尤其是40岁以上的患者，应通过检查排除器质性疾病如肿瘤或狭窄。直接行结肠镜检查在此情况下是最经济有效的，因其可进行内镜下黏膜病理活检、内镜下息肉切除或狭窄的扩张治疗。钡剂灌肠在单纯便秘患者中优于结肠镜检查，因其成本较低和可鉴定结肠扩张及所有可导致便秘的明显黏膜病变或狭窄。结肠黑变病或称为结肠黏膜色素沉着是长期使用蒽醌类泻药如鼠李糖或番泻叶的后果；这种情况在详细询问病史后可容易得出结论。容易混淆的疾病如巨结肠或导泻后结肠炎也可通过结肠影像学发现。检测血清钙、钾和促甲状腺素的水平可鉴定少见的代谢紊乱的疾病。

较严重的便秘单独增加膳食纤维可能效果不好，排便训练治疗可能有效，如有必要应服用渗透性泻药（乳果糖、山梨糖醇、聚乙二醇）和按需应用开塞露或甘油栓。推荐早餐后用15~20分钟放松身心进行排便。排便时过度用力可能导致痔。在盆底肌力较弱或阴部神经受损时，用力排便几年后可能会导致梗阻性排便障碍。使用以上较为简单的处理方法效果不好或需要强效泻药长期治疗的患者，发生滥用泻药综合征的风险较大。如果患者有严重的或顽固性便秘，应行进一步检查。可诱导分泌的新药（如鲁比前列酮、氯离子通道活化剂）也可用来治疗便秘。

（二）实验室检查

少数患者（约<5%）有严重的或"顽固性"便秘。这些患者最容易去消化科或转诊中心进行诊疗。进一步研究这些患者偶尔可发现一些既往未知的病因如排便障碍性疾病、滥用泻药、伪病或心理障碍。在这些患者中，评估结肠和盆底结构的生理功能，在合理治疗的同时联合心理辅助治疗。反复就诊病因不明的严重便秘患者中，三级转诊后仅有约2/3的患者可以发现病因。

1. 结肠传输时间测定

用不透X线的标记物检测结肠传输时间具有简单、可重复的特性，且通常安全、方便、可靠，在临床实践中适于评估便秘患者。一些经过验证的方法也非常简单，如摄入造影标记物5天后，在不用通便药或灌肠剂的情况下用腹部X线片可显示80%标记物已从结肠排出。本测试对胃和小肠的传输无效。

包含放射性标记颗粒的缓释胶囊的放射性闪烁摄影术，是采用低放射剂量检测24~48小时正常、加速或延迟的结肠功能。这种方法可以同时评估胃、小肠（因其反映了更广泛的胃肠运动障碍，对约20%的结肠传输时间延长患者很重要）和结肠的传输。其缺点是成本高，需要在核医学实验室中特殊准备。

2. 肛门直肠和盆底检查

直肠无法正常排便是一种持续的直肠坠涨、疼痛、排便时过度用力和借助会阴的作用，并需手法和阴道后壁的压力辅助排便的感觉，出现这种感觉表明盆底结构功能障碍。这些症状明显时应与便不尽感相比较，便不尽感是肠易激综合征常见的症状。

正规的心理测评可识别进食障碍、控制情绪、抑郁症或创伤后应激障碍。通过认知或其他干预措施可能治疗这些心理问题，并可改善慢性便秘患者的生活质量。

临床试验中检测耻骨直肠肌无法松弛的一个简单方法是在直肠指检时让患者用力排出示指。在用力排便时，耻骨直肠肌向后运动表明盆底肌肉的运动比较协调。

临床评估会阴下降相对容易。患者取左侧卧位，观察患者会阴是否下降不足（<1.5cm表明盆底肌肉功能障碍）或用力排便时会阴气囊相对于骨性标志的距离（>4cm表明会阴部肌肉下降）。

整体排便的一项有用的测试方法是气囊排出试验。导尿管的气囊端充入50mL水放置。正常情况下，坐便或左侧卧位时人可排出气囊内的水。侧卧位时，检测排出气囊时需要的重量。通常质量<200g时可发生排便。

严重便秘患者进行肛门直肠压力测定，可能发现静息压过高（>80mmHg）或挤压肛门括约肌的声音，这提示盆底失弛缓（肛门括约肌痉挛）。该检查也可发现罕见的疾病如缺乏对肛门直肠抑制反射的成年人先天性巨结肠症。

排粪造影（动态钡灌肠包括在排出钡剂时的侧位图）可显示许多患者的"软组织异常"；最相关的发现是测量直肠肛门角度的变化、直肠的解剖学缺陷，如内部黏膜脱垂及肠疝或脱肛。仅对于漏斗形堵塞的肛管或在试图排便时填满了很大的直肠前突导致严重的肠套叠，伴完全性出口梗阻的少数病例适用手术补救治疗。总之，排粪造影需要一个有经验的放射科医师，结果异常不能确诊为盆底肌功能障碍。最常见出口梗阻的原因是耻骨直肠肌无法放松，这不能通过排粪造影确定，而需要动态的检测方法如直肠造影。磁共振可提供关于盆底、远端结直肠和肛门括约肌的结构和功能，目前作为一种可开发的替代性检查方法。

排便时的直肠造影或闪烁法检测人工粪便排出量可有助于检测静息、挤压和用力状态下的会阴下降和肛门直肠角并计量人工粪便的排出量。排便时直肠肛门角伸直少于15°可确诊盆底结构障碍。

神经学检查（肌电图）用于评估便失禁患者比用于评估梗阻性排便障碍的患者更为有效。下肢出现相关神经症状表明骨盆耻骨直肠肌的去神经化（如分娩）受损或由于长期慢性拉伤致阴部神经过度伸展。脊髓损伤患者，神经系统疾病如帕金森病、多发性硬化和糖尿病性神经病变患者中便秘较常见。

直肠电刺激或通过磁刺激腰骶部脊髓促使肛门外括约肌收缩出现脊髓诱发反应，可确诊部分骶骨神经病变伴足够的神经传导功能，可尝试生物反馈训练。

总之，球囊排出试验是筛选肛门直肠功能障碍一项重要检查方法。直肠或肛门括约肌的解剖学异常评估和盆底结构松弛可用于评估可疑梗阻性排便障碍的患者。

（三）治疗

明确便秘的病因特点后可决定治疗方案。慢传输型便秘需要积极的内科或外科治疗；盆底失弛缓或盆底功能障碍通常可用生物反馈治疗（图1-6）。然而，只有约60%的重度便秘患者有这样的生理障碍（一半为结肠传输延迟，一半为排便障碍）。脊髓损伤或其他神经系统疾病的患者通常需要包括直肠刺激、灌肠疗法和定时仔细通便治疗在内的个体化的肠道治疗方案。

慢传输型便秘患者可用包括纤维素、车前子、镁乳化剂、乳果糖、聚乙二醇（肠道准备的药物）、鲁比前列酮和比沙可啶等在内的容积性泻药、渗透性泻药、促动力药、促分泌性泻药和刺激性泻药的治疗。较新的治疗方案目的在于加强肠蠕动和分泌，这在某些情况如女性便秘为主型肠易激综合征或严重的便秘的治疗中可能有效。如果3~6个月的药物治疗失败，且患者仍存在与梗阻性排便无关的慢传输型便秘，下一步应考虑腹腔镜结肠切除术与回肠直肠吻合术；然而，如果患者有持续性排便障碍的证据或全胃肠动力障碍，不应采用这种治疗方案，此时需转诊到专业化的诊治中心进行结肠运动功能的进一步检测。巨结肠和巨大直肠患者需采用手术治疗。术后并发症包括小肠梗阻（11%）和粪便残留，尤多见于首次术后第1年期间。术后第一年排便次数是3~8次/天，从术后第2年起频率下降到1~3次/天。

混合性排便障碍（排便和结肠传输/动力性）患者应首先采用盆底再训练（生物反馈和肌肉松弛锻炼）、心理咨询以及饮食调整方案，如果生物反馈治疗和合理的药物治疗后仍存在结肠传输运动异常且症状顽固，可考虑结肠切除和回肠直肠吻合术。对于单纯盆底功能障碍患者，生物反馈训练有70%~80%的成功率，这是通过获得舒适的排便的习惯来检测的。采用手术治疗盆底功能障碍（肛门内括约肌或耻骨直肠肌分离术）成功率不高，多数情况下已废除。

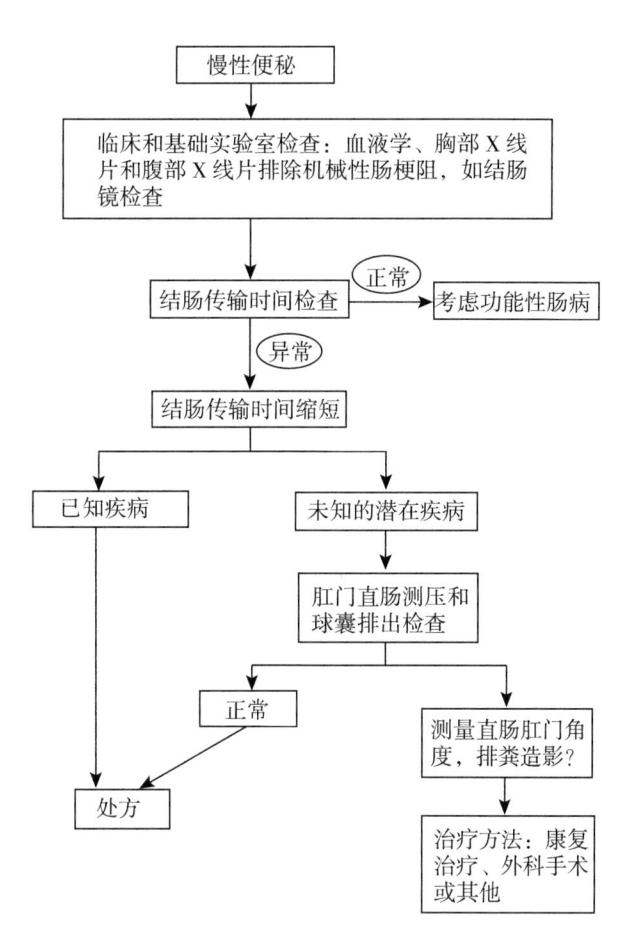

图1-6 慢性便秘的诊治流程

（薛立峰）

第二章 胃部疾病

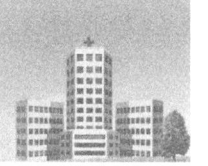

第一节 急性胃炎

急性胃炎是由多种不同的病因引起的急性胃黏膜炎症，包括急性单纯性胃炎、急性糜烂性胃炎、吞服腐蚀物引起的急性腐蚀性胃炎与胃壁细菌感染所致的急性化脓性胃炎。其中，临床意义最大和发病率最高的是以胃黏膜糜烂、出血为主要表现的急性糜烂性胃炎。

一、流行病学

目前，国内外尚缺乏有关急性胃炎的流行病学调查。

二、病因

急性胃炎的病因众多，大致有外源和内源两大类，包括急性应激、化学性损伤（如药物、乙醇、胆汁、胰液）和急性细菌感染等。

1. 外源因素

（1）药物：各种非甾体消炎药（NSAIDs），包括阿司匹林、吲哚美辛、吡氧噻嗪（又称吡罗昔康）和多种含有该类成分的复方药物。另外，常见的有糖皮质激素和某些抗生素及氯化钾等均可导致胃黏膜损伤。

（2）乙醇：大量酗酒可致急性胃黏膜胃糜烂，甚至出血。

（3）生物性因素：沙门菌、嗜盐菌和葡萄球菌等细菌或其毒素可使胃黏膜充血、水肿和糜烂。Hp感染可引起急、慢性胃炎，致病机制类似，具体内容将在慢性胃炎一节中叙述。

（4）其他：某些机械性损伤（包括胃内异物或胃柿石等）可损伤胃黏膜。放射疗法可致胃黏膜受损。偶尔可见因吞服腐蚀性化学物质（强酸或强碱或来苏水及氯化汞、砷、磷等）引起的腐蚀性胃炎。

2. 内源因素

（1）应激因素：多种严重疾病如严重创伤、烧伤或大手术及颅脑病变和重要脏器功能衰竭等，可导致胃黏膜缺血缺氧而损伤，通常称为应激性胃炎。如果系脑血管病变、头颅部外伤和脑手术后引起的胃、十二指肠急性溃疡，则称为Cushing溃疡，而大面积烧灼伤所致溃疡称为Curling溃疡。

（2）局部血供缺乏：主要指腹腔动脉栓塞治疗后，少数因动脉硬化致胃动脉的血栓形成或栓塞引起的供血不足。另外，还可见于肝硬化门静脉高压并发上消化道出血者。

（3）急性蜂窝织炎或化脓性胃炎：甚少见。

三、病理生理学和病理组织学

1. 病理生理学

胃黏膜防御机制包括黏膜屏障、黏液屏障、黏膜上皮修复、黏膜和黏膜下层丰富的血流，以及前列腺素、肽类物质（表皮生长因子等）和自由基清除系统。上述结果破坏或保护因素减少，使胃腔中的H^+逆弥散至胃壁，肥大细胞释放组胺，则血管充血，甚至出血、黏膜水肿及间质液渗出，同时可刺激壁细胞分泌盐酸、主细胞分泌胃蛋白酶原。若致病因子损及腺颈部细胞，则胃黏膜修复延迟、更新受阻而出现糜烂。

严重创伤、大手术、大面积烧伤、脑血管意外和严重脏器功能衰竭、休克、败血症等所致的急性应激的发生机制为：急性应激→皮质-垂体前叶-肾上腺皮质轴活动亢进、交感-副交感神经系统失衡→机体的代偿功能不足→不能维持胃黏膜微循环的正常运行→黏膜缺血、缺氧→黏液和碳酸氢盐分泌减少及内源性前列腺素合成不足→黏膜屏障破坏和氢离子反弥散→降低黏膜内pH→进一步损伤血管与黏膜→糜烂和出血。

NSAIDs可抑制环氧合酶（COX），致使前列腺素产生减少，黏膜缺血缺氧。氯化钾和某些抗生素或抗肿瘤药等则可直接刺激胃黏膜引起浅表损伤。

乙醇可致上皮细胞损伤和破坏，黏膜水肿、糜烂和出血。另外，幽门关闭不全、胃切除（主要是Billroth Ⅱ式）术后可引起十二指肠-胃反流，此时由胆汁和胰液等组成的碱性肠液中的胆盐、溶血卵磷脂、磷脂酶A和其他胰酶可破坏胃黏膜屏障，引起急性炎症。

门静脉高压可致胃黏膜毛细血管和小静脉扩张及黏膜水肿，组织学表现为只有轻度或无炎症细胞浸润，可有显性或非显性出血。

2. 病理学改变

急性胃炎主要病理和组织学表现以胃黏膜充血水肿，表面有片状渗出物或黏液覆盖为主。黏膜皱襞上可见局限性或弥漫性的陈旧性或新鲜出血与糜烂，糜烂加深可累及胃腺体。

显微镜下可见黏膜固有层多少不等的中性粒细胞、淋巴细胞、浆细胞和少量嗜酸性细胞浸润，可有水肿。表面的单层柱状上皮细胞和固有腺体细胞出现变性与坏死。重者黏膜下层亦有水肿和充血。

对于腐蚀性胃炎，若系长时间接触了高浓度的腐蚀物质所致，则胃黏膜出现凝固性坏死、糜烂和溃疡，重者穿孔或出血，甚至出现腹膜炎。

另外，少见的化脓性胃炎可表现为整个胃壁（主要是黏膜下层）炎性增厚，大量中性粒细胞浸润，黏膜坏死。可有胃壁脓性蜂窝织炎或胃壁脓肿。

四、临床表现

1. 症状

部分患者可有上腹痛、腹胀、恶心、呕吐和嗳气及食欲缺乏等症状。如伴胃黏膜糜烂出血，则有呕血和（或）黑粪等症状，大量出血可引起出血性休克。有时上腹胀气明显。细菌感染致者可出现腹泻等症状，并有疼痛、吞咽困难和呼吸困难（由于喉头水肿）。腐蚀性胃炎可吐出血性黏液，严重者可发生食管或胃穿孔，引起胸膜炎或弥漫性腹膜炎。化脓性胃炎起病常较急，有上腹剧痛、恶心和呕吐、寒战和高热等症状，血压可下降，出现中毒性休克。

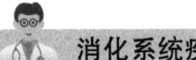

2. 体征

上腹部压痛是常见体征,尤其多见于严重疾病引起的急性胃炎出血者。腐蚀性胃炎因口腔黏膜、食管黏膜和胃黏膜都有损害,口腔、咽喉黏膜充血、水肿和糜烂。化脓性胃炎有时体征酷似急腹症。

3. 辅助检查

急性糜烂出血性胃炎的确诊有赖于急诊胃镜检查,一般应在出血后 24~48 小时内进行,可见到有多发性糜烂、浅表溃疡和出血灶特征的急性胃黏膜病损。一般急性应激所致的胃黏膜病损以胃体、胃底部为主,而 NSAID 或乙醇所致的胃黏膜病损则以胃窦部为主。注意,X 线钡剂检查并无诊断价值。出血者应做呕吐物或大便隐血试验、红细胞计数和血红蛋白测定。感染因素引起者,应做白细胞计数和分类检查、大便常规和培养。

五、诊断和鉴别诊断

主要根据病史和症状做出拟诊,而经胃镜检查得以确诊。需要注意的是,吞服腐蚀物质者禁忌胃镜检查。长期服 NSAIDs、酗酒以及临床重危患者,均应考虑急性胃炎。对于鉴别诊断,腹痛为主者,应通过反复询问病史而与急性胰腺炎、胆囊炎和急性阑尾炎等急腹症,甚至急性心肌梗死相鉴别。

六、治疗

1. 基础治疗

包括给予安静、禁食、补液、解痉、止吐等对症支持治疗。此后给予流质或半流质饮食。

2. 针对病因治疗

包括根除 Hp、去除 NSAIDs 或乙醇等诱因。

3. 对症处理

对表现为反酸、上腹隐痛、烧灼感和嘈杂者,给予 H_2 受体拮抗药或质子泵抑制药。以恶心、呕吐或上腹胀闷为主者可选用甲氧氯普胺、多潘立酮或莫沙必利等促动力药。以痉挛性疼痛为主者,可以莨菪碱等药物进行对症处理。

有胃黏膜糜烂、出血者,除可用抑制胃酸分泌的 H_2 受体拮抗药或质子泵抑制药外,还可同时应用胃黏膜保护药如硫糖铝或铝碳酸镁等。对于较大量的出血则应采取综合措施进行抢救。当并发大量出血时,可以冰水洗胃或在冰水中加去甲肾上腺素(每 200mL 冰水中加 8mL),或同管内滴注碳酸氢钠(浓度为 1 000mmol/L,24 小时滴 1 L),使胃内 pH 保持在 5 以上。凝血酶是有效的局部止血药,并有促进创面愈合作用,大剂量时止血作用显著。常规的止血药,如卡巴克络、抗血纤溶芳酸和酚磺乙胺等可静脉应用,但效果一般。内镜下止血往往可收到较好效果。

七、并发症的诊断、预防和治疗

急性胃炎的并发症包括穿孔、腹膜炎、水电解质紊乱和酸碱失衡等。为预防上述并发症,细菌感染者选用抗生素治疗,因过度呕吐致脱水者及时补充水和电解质,并适时进行血气分析与检测,必要时纠正紊乱。对于穿孔或腹膜炎者,则必要时予外科治疗。

八、预后

病因去除后，急性胃炎多在短期内恢复正常。相反，病因长期持续存在，则可转为慢性胃炎。由于绝大多数慢性胃炎的发生与 Hp 感染有关，而 Hp 自发清除少见，故慢性胃炎可持续存在，但多数患者无症状。流行病学研究显示，部分 Hp 相关性胃窦炎（<20%）患者可发生十二指肠溃疡。

（王桂娟）

第二节 慢性胃炎

慢性胃炎是由各种病因引起的胃黏膜慢性炎症。根据新悉尼系统和我国颁布的《中国慢性胃炎共识意见》，由内镜及病理组织学变化，将慢性胃炎分为非萎缩性（浅表性）胃炎及萎缩性胃炎两大基本类型和一些特殊类型胃炎。

一、流行病学

Hp 感染为慢性非萎缩性胃炎的主要病因。大致上说来，慢性非萎缩性胃炎发病率与 Hp 感染情况相平行，慢性非萎缩性胃炎的流行情况因不同国家、不同地区 Hp 感染情况而异。一般，发展中国家的 Hp 感染率高于发达国家的 Hp 感染率，感染率随年龄增加而升高。我国属 Hp 高感染率国家，估计人群中 Hp 感染率为 40%~70%。慢性萎缩性胃炎是原因不明的慢性胃炎，在我国是一种常见病、多发病，在慢性胃炎中占 10%~20%。

二、病因

（一）慢性非萎缩性胃炎的常见病因

1. Hp 感染

Hp 感染是慢性非萎缩性胃炎最主要的病因，二者的关系符合世界病原细菌学的奠基人和开拓者罗伯特·科赫提出的确定病原体为感染性疾病病因的 4 项基本要求，即该病原体存在于该病的患者中，病原体的分布与体内病变分布一致，清除病原体后疾病可好转，在动物模型中该病原体可诱发与人相似的疾病。研究表明，80%~95%的慢性活动性胃炎患者胃黏膜中有 Hp 感染，5%~20%的 Hp 阴性率反映了慢性胃炎病因的多样性；Hp 相关胃炎者，Hp 胃内分布与炎症分布一致；根除 Hp 可使胃黏膜炎症消退，一般中性粒细胞消退较快，但淋巴细胞、浆细胞消退需要较长时间；志愿者和动物模型已证实 Hp 感染可引起胃炎。

Hp 有一般生物学特性和致病性，在其感染引起的慢性非萎缩性胃炎中，胃窦为主全胃炎患者胃酸分泌可增加，十二指肠溃疡发生的危险度较高；而以胃体为主的全胃炎患者胃溃疡和胃癌发生的危险性增加。

2. 胆汁和其他碱性肠液反流

幽门括约肌功能不全时，含胆汁和胰液的十二指肠液反流入胃，可削弱胃黏膜屏障功能，使黏膜遭到消化液作用，产生炎症、糜烂、出血和上皮化生等病变。

3. 其他外源因素

酗酒、服用 NSAIDs 等药物、某些刺激性食物等均可反复损伤胃黏膜。这类因素均可各自或与 Hp 感染协同作用，而引起或加重胃黏膜慢性炎症。

（二）慢性萎缩性胃炎的主要病因

1973 年，Strickland 等将慢性萎缩性胃炎分为 A、B 两种类型，A 型萎缩性胃炎的主要症状是胃体弥漫萎缩，导致胃酸分泌下降，影响维生素 B_{12} 及内因子的吸收，因此常合并恶性贫血，与自身免疫有关；B 型萎缩性胃炎主要发生在胃窦部，少数人可发展成胃癌，与幽门螺杆菌、化学损伤（胆汁反流、非皮质激素消炎药、吸烟、酗酒等）有关，我国 80% 以上慢性萎缩性胃炎属于第二类。

胃内攻击因子与防御修复因子失衡是慢性萎缩性胃炎发生的根本原因。具体病因与慢性非萎缩性胃炎相似，包括 Hp 感染；长期饮浓茶、烈酒、咖啡，食过热、过冷、过于粗糙的食物，可导致胃黏膜反复损伤；长期大量服用非甾体消炎药如阿司匹林、吲哚美辛等可抑制胃黏膜前列腺素的合成，破坏黏膜屏障；烟草中的尼古丁不仅影响胃黏膜的血液循环，还可导致幽门括约肌功能紊乱，造成胆汁反流，各种原因的胆汁反流均可破坏黏膜屏障造成胃黏膜慢性炎症改变。比较特殊的是壁细胞抗原和抗体结合形成免疫复合体在补体参与下，破坏壁细胞；胃黏膜营养因子（如胃泌素、表皮生长因子等）缺乏；心力衰竭、动脉硬化、肝硬化合并门脉高压、糖尿病、甲状腺病、慢性肾上腺皮质功能减退、尿毒症、干燥综合征、胃血流量不足，以及精神因素等均可导致胃黏膜萎缩。

三、病理生理学和病理学

（一）病理生理学

1. Hp 感染

Hp 感染途径为粪-口途径、口-口途径，其外壁靠黏附素而紧贴胃上皮细胞。

Hp 感染的持续存在，致使腺体破坏，最终发展成为萎缩性胃炎。感染 Hp 后胃炎的严重程度除了与细菌本身有关外，还取决于患者机体情况和外界环境。例如，带有空泡毒素（VacA）和细胞毒相关基因（CagA）者，胃黏膜损伤明显较重。患者的免疫应答反应强弱、其胃酸的分泌情况、血型、民族和年龄差异等也会影响胃黏膜炎症程度。此外，患者饮食情况也有一定作用。

2. 自身免疫机制

相关研究早已证明，在以胃体萎缩为主的 A 型萎缩性胃炎患者的血清中，存在壁细胞抗体（PCA）和内因子抗体（IFA）。前者的抗原是壁细胞分泌小管微绒毛膜上的质子泵 H^+-K^+-ATP 酶，它破坏壁细胞而使胃酸分泌减少；IFA 则对抗内因子（壁细胞分泌的一种糖蛋白），使食物中的维生素 B_{12} 无法与后者结合而被末端回肠吸收，最后引起维生素 B_{12} 吸收不良，甚至导致恶性贫血。IFA 具有特异性，几乎仅见于胃萎缩伴恶性贫血者。

恶性贫血是 A 型萎缩性胃炎的终末阶段，是自身免疫性胃炎最严重的标志。当泌酸腺完全萎缩时，称为胃萎缩。

另外，近年来发现 Hp 感染者也存在自身免疫反应，其血清抗体能与宿主胃黏膜上皮以及黏液起交叉反应，如菌体 Lewis X 和 Lewis Y 抗原。

3. 外源损伤因素破坏胃黏膜屏障

碱性十二指肠液反流等，可减弱胃黏膜屏障功能，致使胃腔内 H^+ 通过损害的屏障，反弥散入胃黏膜内，使炎症不易消散。长期慢性炎症，又加重屏障功能的减退，如此恶性循环使慢性胃炎久治不愈。

4. 生理因素和胃黏膜营养因子缺乏

萎缩性变化和肠化生等皆与衰老相关，而炎症细胞浸润程度与年龄关系不大。常见的老龄者胃黏膜的退行性改变有：胃黏膜小血管扭曲，小动脉壁玻璃样变性，管腔狭窄导致黏膜营养不良、分泌功能下降。

新近研究证明，某些胃黏膜营养因子（胃泌素、表皮生长因子等）缺乏或胃黏膜感觉神经终器对这些因子不敏感可引起胃黏膜萎缩。例如，发生手术后残胃炎的原因之一是 G 细胞数量减少，而引起胃泌素营养作用减弱。

5. 遗传因素

萎缩性胃炎、低酸或无酸、维生素 B_{12} 吸收不良的患病率和 PCA、IFA 的阳性率很高，提示可能有遗传因素的影响。

（二）病理学

慢性胃炎病理变化是由胃黏膜损伤和修复过程引起的，病理组织学的描述包括活动性慢性炎症、萎缩和化生及异型增生等。此外，在慢性炎症中，胃黏膜也有反应性增生变化，如胃小凹上皮过形成、黏膜肌增厚、淋巴滤泡形成、纤维组织和腺管增生等。

近几年对于慢性胃炎尤其是慢性萎缩性胃炎的病理组织学研究，有不少新的进展。

1. 萎缩的定义

1996 年新悉尼系统把萎缩定义为"腺体的丧失"，这是模糊而易引起歧义的定义，反映了当时关于肠化是否属于萎缩，病理学家间有不同的认识。其后，国际上一个病理学家的自由组织——萎缩联谊会进行了 3 次研讨会，并在 2002 年发表了对萎缩的新分类，12 位作者中有 8 位曾是悉尼系统的执笔者，故此意见可认为是对悉尼系统的补充和发展，有很高的权威性。

萎缩联谊会把萎缩新定义为"萎缩是胃固有腺体的丧失"，将萎缩分为三种情况：无萎缩、未确定萎缩和萎缩，进而将萎缩分两个类型：非化生性萎缩和化生性萎缩。前者的特点是腺体丧失伴有黏膜固有层中的纤维化或纤维肌增生；后者是胃黏膜腺体被化生的腺体所替换。这两类萎缩的程度分级仍用最初的悉尼系统标准和新悉尼系统的模拟评分图，分为 4 级，即无、轻度、中度和重度萎缩。国际的萎缩新定义对我国来说不是新的，我国学者早年就认为"肠化或假幽门腺化生不是胃固有腺体，因此尽管胃腺体数量未减少，但也属萎缩"，并在全国第一届慢性胃炎共识会议上作了说明。

对于上述第二个问题，答案显然是肯定的。这是因为多灶性萎缩性胃炎的胃黏膜萎缩呈灶状分布，即使活检块数少，只要病理活检发现有萎缩，就可诊断为萎缩性胃炎。需要注意的是，此次制定的《中国慢性胃炎共识意见》强调，取材于糜烂或溃疡边缘的组织易存在萎缩，但不能简单地视为萎缩性胃炎。此外，活检组织太浅、组织包埋方向不当等因素均可影响萎缩的判断。

"未确定萎缩"是国际新提出的观点，认为黏膜层炎症很明显时，单核细胞密集浸润造成腺体被取代、移置或隐匿，以致难以判断这些"看来似乎丧失"的腺体是否真正丧失，此时暂诊断为"未确定萎缩"，最后诊断延期到炎症明显消退（大部分在 Hp 根除治疗 3~6 个月后），再取活检时作出。这一观点对萎缩的诊断采取了比较谨慎的态度。

目前，我国的慢性胃炎共识意见并未采用此概念。因为：①炎症明显时腺体被破坏、数量减少，在这个时点上，病理按照萎缩的定义可以诊断为萎缩，非病理则不能。②一般临床希望活检后有病理结论，病理如不作诊断，会出现临床难出诊断、对治疗效果无法评价的情况，尤其是在临床研究上，设立此诊断项会使治疗前或后失去相当一部分统计资料。慢性胃炎是一个动态过程，炎症可以有两个结局：完全修复和不完全修复（纤维化和肠化），炎症明显期病理无责任预言今后趋向哪个结局。可以预料到，对萎缩采用的诊断标准不一，治疗有效率也不一，而采用"未确定萎缩"的研究课题，因为事先去除了一部分可逆的萎缩，萎缩的可逆性就低。

2. 肠化分型的临床意义与价值

用 AB-PAS 和 HID-AB 黏液染色能区分肠化亚型。然而，肠化分型的意义并未明了。传统观念认为，肠化亚型中的小肠型和完全型肠化无明显癌前病变意义，而大肠型肠化的胃癌发生危险性增高，从而引起临床的重视。支持肠化分型有意义的学者认为，化生是细胞表型的一种非肿瘤性改变，通常在长期不利环境作用下出现。这种表型改变可以是干细胞内出现体细胞突变的结果，也可以是表观遗传修饰的变化导致后代细胞向不同方向分化的结果。胃内肠化生部位发现很多遗传改变，这些改变甚至可出现在异型增生前。他们认为，肠化生中不完全型结肠型者，具有大多数遗传学改变，有发生胃癌的危险性。但是，近年来越来越多的临床资料显示其对预测胃癌的价值有限而更强调重视肠化范围，肠化分布范围越广，其发生胃癌的危险性越高。十多年来，罕有从大肠型肠化随访发展成癌的报道。另外，从病理检测的实际情况看，肠化以混合型多见，大肠型肠化的检出率与活检块数有密切关系，即活检块数越多，大肠型肠化检出率越高。客观地讲，该型肠化生的遗传学改变和胃不典型增生（上皮内瘤）的改变相似。因此，对肠化分型的临床意义和价值的争论仍未有定论。

3. 关于异型增生

异型增生（上皮内瘤变）是重要的胃癌癌前病变。分为轻度和重度（或低级别和高级别）两级。异型增生和上皮内瘤变是同义词，后者是国际癌症研究机构（IARC）推荐使用的术语。

4. 萎缩和肠化发生过程是否存在不可逆转点

胃黏膜萎缩的产生主要有两种途径：一是干细胞区室和（或）腺体被破坏；二是选择性破坏特定的上皮细胞而保留干细胞。这两种情况在慢性 Hp 感染中均可发生。

萎缩与肠化的逆转报道已经不在少数。但是，是否所有病患均有逆转可能？在萎缩的发生与发展过程中是否存在某一不可逆转点，这一转折点是否可能为肠化生？已明确 Hp 感染可诱发慢性胃炎，经历慢性炎症→萎缩→肠化→异型增生等多个步骤最终发展至胃癌（Correa 模式）。可否通过根除 Hp 来降低胃癌发生危险性始终是近年来备受关注的热点。多数研究表明，根除 Hp 可防止胃黏膜萎缩和肠化的进一步发展，但萎缩、肠化是否能得到逆转尚待更多研究证实。

Mera 和 Correa 等学者最新报道了一项长达 12 年的大型前瞻性随机对照研究，纳入 795 例具有胃癌前病变的成人患者，随机给予他们抗 Hp 治疗和（或）抗氧化治疗。他们观察到，萎缩黏膜在 Hp 根除后持续保持阴性 12 年后可以完全消退，而肠化黏膜也有逐渐消退的趋向，但可能需要随访更长时间。他们认为，通过抗 Hp 治疗来进行胃癌的化学预防是可行的策略。

但是，部分学者认为在考虑萎缩的可逆性时，需区分缺失腺体的恢复和腺体内特定细胞的再生。在后一种情况下，干细胞区室被保留，去除有害因素可使壁细胞和主细胞再生，并完全恢复腺体功能。当腺体及干细胞被完全破坏后，腺体的恢复只能由周围未被破坏的腺窝单元来完成。

当萎缩伴有肠化生时，逆转机会进一步减小。如果肠化生是对不利因素的适应性反应，而且不利因素可以被确定和去除，此时肠化生有可能逆转。但是，肠化生还有很多其他原因，如胆汁反流、高盐饮食、乙醇等。这意味着即使是 Hp 感染以外的其他因素，亦可引起或加速肠化生的发生。如果肠化生是稳定的干细胞内体细胞突变的结果，则改变黏膜的环境也许不能使肠化生逆转。

在34篇相关文献中，根治Hp后萎缩可逆和无好转的基本各占一半，这主要是由萎缩诊断标准、随访时间和间隔长短、活检取材部位和数量不统一所造成的。因此，建议今后制定统一的随访方案，联合各医疗单位合作研究，使研究者能够得到大宗病例的统计资料。根治Hp可以产生某些有益效应，如消除炎症，消除活性氧所致的DNA损伤，缩短细胞更新周期，提高低胃酸者的泌酸量，并逐步恢复胃液维生素C的分泌。在预防胃癌方面，这些已被证实的结果可能比逆转萎缩和肠化生重要得多。

实际上，国际著名学者对是否有此不可逆转点也有争论。例如，美国的Correa教授并不认同它的存在，而英国Aberdeen大学的Emad Munir Elomar教授认为在异型增生发展至胃癌的过程中有某个节点，越过此则基本处于不可逆转阶段，但至今为止，尚未明确此点的确切位置。

四、临床表现

流行病学研究表明，多数慢性非萎缩性胃炎患者无任何症状。少数患者可有上腹痛或不适、上腹胀、早饱、嗳气、恶心等非特异性消化不良症状。某些慢性萎缩性胃炎患者可有上腹部灼痛、胀痛、钝痛或胀闷且以餐后为著，食欲缺乏、恶心、嗳气、便秘或腹泻等症状。内镜检查和胃黏膜组织学检查结果与慢性胃炎患者症状的相关分析表明，患者的症状缺乏特异性，且症状的有无及严重程度与内镜所见及组织学分级并无肯定的相关性。

伴有胃黏膜糜烂者，可有少量或大量上消化道出血，长期少量出血可引起缺铁性贫血。胃体萎缩性胃炎可出现恶性贫血，常有全身衰弱、疲软、神情淡漠、隐性黄疸，消化道症状一般较少。

体征多不明显，有时上腹轻压痛，胃体胃炎严重时可有舌炎和贫血。

慢性萎缩性胃炎的临床表现不仅缺乏特异性，而且与病变程度并不完全一致。

五、辅助检查

（一）胃镜及活组织检查

1. 胃镜检查

随着内镜器械的发展，内镜观察变得越来越清晰。内镜下慢性非萎缩性胃炎可见红斑（点状、片状、条状），黏膜粗糙不平，出血点（斑），黏膜水肿及渗出等基本表现，尚可见糜烂及胆汁反流。萎缩性胃炎则主要表现为黏膜色泽白，不同程度的皱襞变平或消失。在不过度充气的状态下，可透见血管纹，轻度萎缩时可见到模糊的血管，重度时可看到明显血管分支。内镜下肠化黏膜呈灰白色颗粒状小隆起，重者贴近观察有绒毛状变化。肠化也可呈平坦或凹陷外观。如果喷撒亚甲蓝色素，肠化区可能出现被染上蓝色，非肠化黏膜不着色。

胃黏膜血管脆性增加可致黏膜下出血，称为壁内出血，表现为水肿或充血胃黏膜上见点状、斑状或线状出血，可多发、新鲜和陈旧性出血相混杂。如观察到黑色附着物常提示糜烂等致出血。

值得注意的是，少数Hp感染性胃炎可有胃体部皱襞肥厚，甚至宽度≥5mm，且在适当充气后皱襞不能展平，用活检钳将黏膜提起时，可见帐篷征，这是和恶性浸润性病变的鉴别点之一。

2. 病理组织学检查

萎缩的确诊依赖于病理组织学检查。肉眼与病理的符合率仅为38%~78%，这与萎缩或肠化，甚至Hp的分布都是非均匀的，或者说多灶性萎缩性胃炎的胃黏膜萎缩呈灶状分布有关。当然，只要病理活检发现有萎缩，就可诊断为萎缩性胃炎。但是，如果未能发现萎缩，就不能轻易将其排除。如果不取足够多的标本或者内镜医生并未在病变最重部位（这也需要结合内镜医生的经验）活检，则可能会遗漏病灶。反之，当在糜烂或溃疡边缘的组织活检时，即使病理发现了萎缩，也不能简单地视为萎缩性胃炎，这是因为活检组织太浅、组织包埋方向不当等因素均可影响萎缩的判断。还有，根除 Hp 可使胃黏膜活动性炎症消退，慢性炎症程度减轻。一些因素可影响结果的判断，如：①活检部位的差异。②Hp 感染时胃黏膜大量炎症细胞浸润，形如萎缩；但根除 Hp 后胃黏膜炎症细胞消退，黏膜萎缩、肠化可望恢复。然而，在胃镜活检取材多少的问题上，病理学家与内镜医生的要求出现了矛盾。从病理组织学观点来看，5 块或更多则有利于组织学的准确判断；然而，内镜医生考虑到病人所要担负的医疗费用，主张 2~3 块即可。

（二）Hp 检测

进行活组织病理学检查时可同时检测 Hp，并可在内镜检查时多取 1 块组织做快速尿素酶检查，以提高诊断的可靠性。其他检查 Hp 的方法包括：①胃黏膜直接涂片或组织切片，然后以 Gram 或 Giemsa 或 Warthin-Starry 染色（经典方法），甚至 HE 染色；免疫组化染色则有助于检测球形 Hp。②细菌培养，为金标准；需特殊培养基和微需氧环境，培养时间为 3~7 天，阳性率可能不高但特异性高，且可做药物敏感试验。③血清 Hp 抗体测定，多在流行病学调查时采用。④尿素呼吸试验，是一种非侵入性诊断法，口服 ^{13}C 或 ^{14}C 标记的尿素后，检测患者呼气中的 CO_2 量，结果准确。⑤多聚酶联反应法（PCR法），能特异地检出不同来源标本中的 Hp。

根除 Hp 治疗后，可在胃镜复查时重复上述检查，亦可采用非侵入性检查手段，如 ^{13}C 或 ^{14}C 尿素呼气试验、粪便 Hp 抗原检测及血清学检查。应注意，近期使用抗生素、质子泵抑制药、铋剂等药物，因有暂时抑制 Hp 作用，会使上述检查（血清学检查除外）呈假阴性。

（三）X 线钡剂检查

该检查的主要作用是可以很好地显示胃黏膜相的气钡双重造影。对于萎缩性胃炎，常常可见胃皱襞相对平坦和减少，但依靠 X 线诊断慢性胃炎价值不如胃镜和病理组织学。

（四）实验室检查

1. 胃酸分泌功能测定

非萎缩性胃炎胃酸分泌常正常，有时可以增多。萎缩性胃炎病变局限于胃窦时，胃酸可正常或低酸，低酸是泌酸细胞数量减少和 H^+ 向胃壁反弥散所致。测定基础胃液分泌量（BAO）及注射组胺或五肽胃泌素后，测定最大泌酸量（MAO）和高峰泌酸量（PAO）以判断胃泌酸功能，有助于萎缩性胃炎的诊断及指导临床治疗。A 型慢性萎缩性胃炎患者多无酸或低酸，B 型慢性萎缩性胃炎患者可正常或低酸，往往在给予酸分泌刺激药后，亦不见胃液和胃酸分泌。

2. 胃蛋白酶原（PG）测定

胃体黏膜萎缩时血清 PG Ⅰ 水平及 PG Ⅰ/Ⅱ 比例下降，严重时可伴餐后血清 G-17 水平升高；胃窦黏膜萎缩时餐后血清 G-17 水平下降，严重时可伴 PG Ⅰ 水平及 PG Ⅰ/Ⅱ 比例下降。然而，这主要是一种统计学上的差异。

日本学者发现无症状胃癌患者，本法 85% 阳性，PG Ⅰ 或比值降低者，推荐进一步胃镜检查，以检出伴有萎缩性胃炎的胃癌。该试剂盒用于诊断萎缩性胃炎和判断胃癌倾向，并且起在欧洲国家的应用要多于我国。

3. 血清胃泌素测定

如果以放射免疫法检测血清胃泌素，则正常值应<100 pg/mL。慢性萎缩性胃炎胃体为主者，因壁细胞分泌胃酸缺乏、反馈性地 G 细胞分泌胃泌素增多，致胃泌素中度升高。特别是伴有恶性贫血时，该值可达 1000pg/mL 或更高。注意，此时要与胃泌素瘤相鉴别，后者是高胃酸分泌。慢性萎缩性胃炎以胃窦为主时，空腹血清胃泌素正常或降低。

4. 自身抗体

血清 PCA 和 IFA 阳性对诊断慢性胃体萎缩性胃炎有帮助，尽管血清 IFA 阳性率较低，但胃液中 IFA 的阳性，仍十分有助于恶性贫血的诊断。

5. 血清维生素 B_{12} 浓度和维生素 B_{12} 吸收试验

慢性胃体萎缩性胃炎时，维生素 B_{12} 缺乏，常低于 200 ng/L。维生素 B_{12} 吸收试验（Schilling 试验）能检测维生素 B_{12} 在末端回肠的吸收情况，而且可与回盲部疾病和严重肾功能障碍相鉴别。同时服用 58Co 和 57Co（加有内因子）标记的氰钴素胶囊，此后收集 24 小时尿液。若两者排出率均大于 10% 则正常，若尿中 58Co 排出率低于 10%，而 57Co 的排出率正常则提示恶性贫血；而二者均降低的常常是回盲部疾病或者肾功能衰竭者。

六、诊断和鉴别诊断

（一）诊断

鉴于多数慢性胃炎患者无任何症状，或即使有症状也缺乏特异性，且缺乏特异性体征，因此根据症状和体征难以作出慢性胃炎的正确诊断。慢性胃炎的确诊主要依赖内镜检查和胃黏膜活检组织学检查，后者的诊断价值更大。

按照悉尼胃炎标准要求，完整的诊断应包括病因、部位和形态学三个方面。例如，诊断为"胃窦为主慢性活动性 Hp 胃炎""NSAIDs 相关性胃炎"，当胃窦和胃体炎症程度相差 2 级或以上时，加上"为主"修饰词，如"慢性（活动性）胃炎，胃窦显著"。当然，这些诊断结论最好是在病理报告后给出，在实际的临床工作中，胃镜医生可根据胃镜下表现给予初步诊断。病理诊断则主要依据新悉尼胃炎系统，如图 2-1 所示。

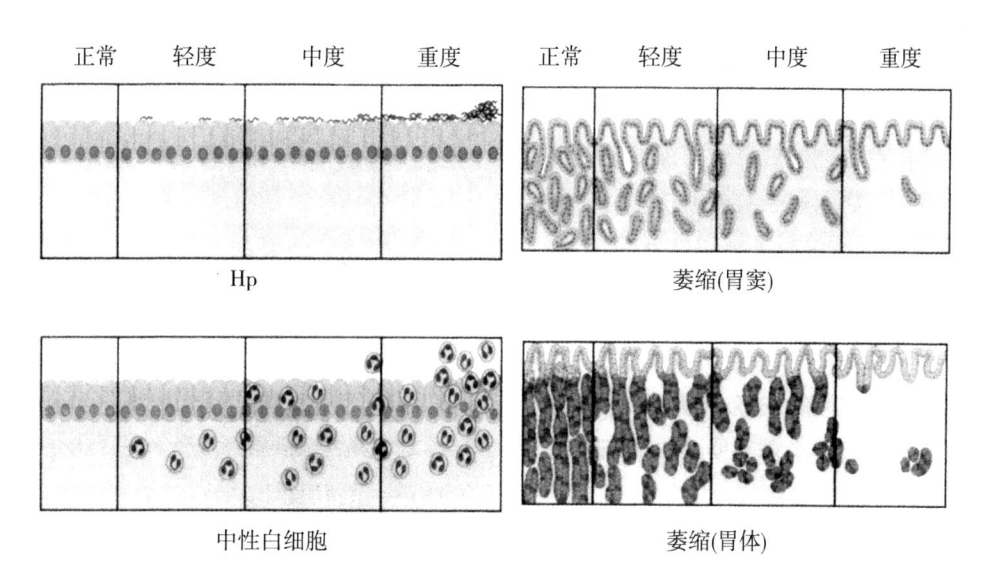

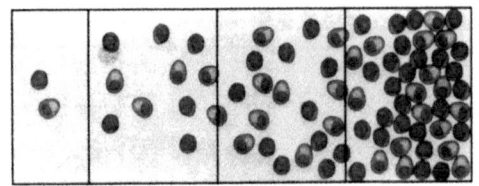

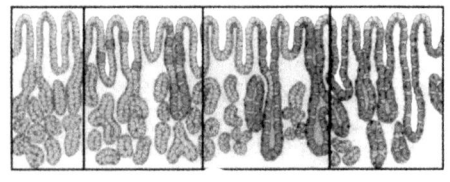

单核细胞　　　　　　　　　　　肠化

图 2-1　新悉尼胃炎系统

对自身免疫性胃炎诊断，要予以足够的重视。因为胃体活检者甚少，或者很少开展 PCA 和 IFA 的检测，所以诊断该病者很少。为此，如果遇到以全身衰弱和贫血为主要表现，而上消化道症状往往不明显者，应做血清胃泌素测定和（或）胃液分析，异常者进一步做维生素 B_{12} 吸收试验，血清维生素 B_{12} 浓度测定可获确诊。注意，不能仅凭活检组织学诊断本病，特别是标本数少时，这是因为 Hp 感染性胃炎后期，胃窦肠化，Hp 上移，胃体炎症变得显著，可与自身免疫性胃炎表现相重叠，但后者胃窦黏膜的变化很轻微。另外，淋巴细胞性胃炎也可出现类似情况，而其并无泌酸腺萎缩。

A 型、B 型萎缩性胃炎特点如表 2-1 所示。

表 2-1　A 型和 B 型慢性萎缩性胃炎的鉴别

项目	A 型慢性萎缩性胃炎	B 型慢性萎缩性胃炎
部位　胃窦	正常	萎缩
胃体	弥漫性萎缩	多灶性
血清胃泌素	明显升高	不定，可以降低或不变
胃酸分泌	降低	降低或正常
自身免疫抗体（内因子抗体和壁细胞抗体）阳性率	90%	10%
恶性贫血发生率	90%	10%
可能的病因	自身免疫，遗传因素	幽门螺杆菌、化学损伤

（二）鉴别诊断

1. 功能性消化不良

《中国慢性胃炎共识意见》将消化不良症状与慢性胃炎进行了对比，一方面慢性胃炎患者可有消化不良的各种症状；另一方面，一部分有消化不良症状者如果胃镜和病理检查无明显阳性发现，可能仅仅为功能性消化不良。当然，少数功能性消化不良患者可同时伴有慢性胃炎。这样，慢性胃炎—消化不良症状—功能性消化不良之间就形成了错综复杂的关系，但一般说来，消化不良症状的有无和严重程度与慢性胃炎的内镜所见或组织学分级并无明显相关性。

2. 早期胃癌和胃溃疡

几种疾病的症状虽有重叠或类似，但通过胃镜及病理检查可以鉴别。重要的是，如遇到黏膜糜烂，尤其是隆起性糜烂，要多取活检和及时复查，以排除早期胃癌。这是因为即使是病理组织学诊断，恐也有一定的局限性。原因主要是：①胃黏膜组织学变化易受胃镜检查前夜的食物（如某些刺激性食物加重黏膜充血）性质、被检查者近日是否吸烟、胃镜操作者手法的熟练程度、患者恶心反应等因素的影响。②活检是基于"点"的调查，而慢性胃炎病变程度在整个黏膜面上并非一致，要多点活检才能进行全面估计，在判断治疗效果时，应尽量在黏膜病变较重的区域或部位活检。例如，若需进行治疗前后比较，则应在相同或相近部位活检。③病理诊断易受病理医师主观经验的影响。

3. 慢性胆囊炎与胆石症

其与慢性胃炎的症状十分相似，同时并存者亦较多。针对中年女性诊断慢性胃炎时，要仔细询问病史，必要时行胆囊 B 超检查，以了解胆囊情况。

4. 其他

慢性肝炎和慢性胰腺疾病等，也可出现与慢性胃炎类似的症状，应在详询病史后，行必要的影像学检查和特异的实验室检查。

七、预后

慢性萎缩性胃炎常合并肠上皮化生。慢性萎缩性胃炎绝大多数预后良好，少数可癌变，其癌变率为 1%~3%。目前认为，慢性萎缩性胃炎若早期发现，及时积极治疗，病变部位萎缩的腺体是可以恢复的，其可转化为非萎缩性胃炎或被治愈，改变了以往人们对慢性萎缩性胃炎不可逆转的认识。萎缩性胃炎每年的癌变率为 0.5%~1%，那么胃镜和病理检查的随访间期定位为多长才能既提高早期胃癌的诊断率，又方便患者和符合医药经济学要求？这也是一直以来不同地区和不同学者分歧较大的问题。在我国，城市和乡村的胃癌发生率和医疗条件存在差异。如果纯粹从疾病进展和预防角度考虑，一般认为，不伴有肠化和异型增生的萎缩性胃炎者可 1~2 年做内镜和病理随访 1 次；活检有中至重度萎缩伴有肠化的萎缩性胃炎者 1 年左右随访 1 次。伴有轻度异型增生并剔除取于癌旁者，根据内镜和临床情况缩短至 6~12 个月随访 1 次；而重度异型增生者需立即复查胃镜和病理，必要时予以手术治疗或内镜下局部治疗。

八、治疗

慢性非萎缩性胃炎的治疗目的是缓解消化不良症状和改善胃黏膜炎症。治疗应尽可能针对病因，遵循个体化原则。消化不良症状的处理与功能性消化不良相同。无症状、Hp 阴性的非萎缩性胃炎无须特殊治疗。

（一）一般治疗

慢性萎缩性胃炎患者，不论其病因如何，均应戒烟、忌酒，避免使用损害胃黏膜的药物如 NSAIDs 等，以及避免对胃黏膜有刺激性的食物和饮品，如过于酸、甜、咸、辛辣和过热、过冷食物，浓茶、咖啡等，饮食宜规律，少吃油炸、烟熏、腌制食物，不食腐烂变质的食物，多吃新鲜蔬菜和水果，所食食品要新鲜并富于营养，保证有足够的蛋白质、维生素（如维生素 C 和叶酸等）及铁质摄入，精神上乐观，生活要规律。

（二）针对病因或发病机制的治疗

1. 根除 Hp

慢性非萎缩性胃炎的主要症状为消化不良，其症状应归属于功能性消化不良范畴。目前，国内、外均推荐对 Hp 阳性的功能性消化不良行根除治疗。因此，有消化不良症状的 Hp 阳性慢性非萎缩性胃炎患者均应根除 Hp。另外，如果伴有胃黏膜糜烂，也应该根除 Hp。大量研究结果表明，根除 Hp 可使胃黏膜组织学得到改善，对预防消化性溃疡和胃癌等有重要意义，对改善或消除消化不良症状具有费用—疗效比优势。

2. 保护胃黏膜

关于胃黏膜屏障功能的研究由来已久。1964 年，美国密歇根大学的 Horace Willard Davenport 博士首次提出"胃黏膜具有阻止 H^+ 自胃腔向黏膜内扩散的屏障作用"。1975 年,美国密歇根州 Upjohn 公司的 A. Robert 博士发现前列腺素可明显防止或减轻 NSAIDs 和应激等对胃黏膜的损伤,其效果呈剂量依赖性,从而提出细胞保护的概念。1996 年,加拿大的 Wallace 教授比较全面地阐述了胃黏膜屏障,根据解剖和功能将胃黏膜的防御修复分为五个层次:黏液-HCO 屏障、单层柱状上皮屏障、胃黏膜血流量、免疫细胞-炎症反应和修复重建因子作用等。至关重要的上皮屏障主要包括胃上皮细胞顶膜能抵御高浓度酸、胃上皮细胞之间紧密连接、胃上皮抗原递呈,免疫探及并限制潜在有害物质,并且它们大约每 72 小时完全更新一次。这说明它对保护胃黏膜起着关键作用。

近年来,有关前列腺素和胃黏膜血流量等成为胃黏膜保护领域的研究热点。这与 NSAIDs 的广泛应用带来的不良反应日益引起学者的重视有关。美国加州大学戴维斯分校的 Tarnawski 教授的研究显示,前列腺素保护胃黏膜抵抗致溃疡及致坏死因素损害的机制不仅是抑制胃酸分泌。当然,表皮生长因子(EGF)、成纤维生长因子(bFGF)和血管内皮生长因子(VEGF)及热休克蛋白等都是重要的黏膜保护因子,在抵御黏膜损害中起重要作用。

然而,当机体遇到有害因素强烈攻击时,仅依靠自身的防御修复能力是不够的,强化黏膜防卫能力,促进黏膜的修复是治疗胃黏膜损伤的重要环节之一。具有保护和增强胃黏膜防御功能,或者防止胃黏膜屏障受到损害的一类药物统称为胃黏膜保护药,包括铝碳酸镁、硫糖铝、胶体铋剂、地诺前列酮(喜克溃)、替普瑞酮(施维舒)、吉法酯(惠加强-G)、谷氨酰胺类(麦滋林-S)、瑞巴派特(膜固思达)等。另外,吉法酯能促进胃黏膜更新,提高细胞再生能力,增强胃黏膜对胃酸的抵抗能力,达到保护胃黏膜的作用。

3. **抑制胆汁反流**

促动力药如多潘立酮可防止或减少胆汁反流;胃黏膜保护药,特别是有结合胆酸作用的铝碳酸镁制剂,可增强胃黏膜屏障、结合胆酸,从而减轻或消除胆汁反流所致的胃黏膜损害。考来烯胺可络合反流至胃内的胆盐,防止胆汁酸破坏胃黏膜屏障,用法为每次 3~4g,1 日 3~4 次。

(三) 对症处理

关于消化不良症状的治疗,由于临床症状与慢性非萎缩性胃炎之间并不存在明确关系,因此症状治疗事实上属于功能性消化不良的经验性治疗。慢性胃炎伴胆汁反流者可应用促动力药(如多潘立酮)和(或)有结合胆酸作用的胃黏膜保护药(如铝碳酸镁制剂)。

1. 有胃黏膜糜烂和(或)以反酸、上腹痛等症状为主者,可根据病情或症状严重程度选用抗酸药、H_2 受体拮抗药或质子泵抑制药(PPI)。

2. **促动力药**

如多潘立酮、马来酸曲美布汀、莫沙必利、盐酸伊托必利主要用于以上腹饱胀、恶心或呕吐等为主要症状者。

3. **胃黏膜保护药**

如硫糖铝、瑞巴派特、替普瑞酮、吉法酯、依卡倍特等,适用于胆汁反流、胃黏膜损害和(或)症状明显者。

4. **抗抑郁药或抗焦虑治疗**

可用于有明显精神因素的慢性胃炎伴消化不良症状患者,同时应予耐心解释或心理治疗。

5. **助消化治疗**

对于伴有腹胀、食欲缺乏等消化不良症而无明显上述胃灼热、反酸、上腹饥饿痛症状者,可选用含有胃酶、胰酶和肠酶等复合酶制剂治疗。

6. 其他对症治疗

包括解痉止痛、止吐、改善贫血等。

7. 对于贫血

若为缺铁，应补充铁剂。大细胞性贫血者应根据维生素B_{12}或叶酸缺乏情况分别给予补充。

（四）中药治疗

可拓宽慢性胃炎的治疗途径。常用的中成药有温胃舒胶囊、阴虚胃痛冲剂、养胃舒胶囊、虚寒胃痛冲剂、三九胃泰、猴头菌片、胃乃安胶囊、胃康灵胶囊、养胃冲剂、复方胃乐舒口服液等。上述药物除具有对症治疗作用外，对胃黏膜上皮修复及炎症也可能具有一定作用。

（五）治疗慢性萎缩性胃炎并预防其癌变

诚然，迄今为止尚缺乏公认的、十分有效的逆转萎缩、肠化和异型增生的药物，但是一些饮食方法或药物已经展现出诱人的前景。

1. 根除Hp是否可逆转胃黏膜萎缩和肠化 根除Hp治疗后萎缩可逆性的临床报告结果很不一致。但是，根除Hp后炎症的消除、萎缩，甚至肠化的好转却是不争的事实。

2. COX-2抑制药的化学预防

环氧化酶（COX）是前列腺素（PGs）合成过程中的限速酶，它将花生四烯酸代谢成各种前列腺素产物，后者参与维持机体的各种生理和病理功能。COX是膜结合蛋白，存在于核膜和微粒体膜。胃上皮壁细胞、肠黏膜细胞、单核/巨噬细胞、平滑肌细胞、血管内皮细胞、滑膜细胞和成纤维细胞可表达COX-2。COX-2与炎症及肿瘤的发生、发展有密切关系，并且可作为预防、治疗炎症和肿瘤的靶分子，因而具有重要的临床意义。

3. 生物活性食物成分

除了满足人体必需的营养成分外，同时具有预防疾病、增强体质或延缓衰老等生理功能的食物与膳食成分称为生物活性食物成分。近年来的研究显示，饮食中的一些天然食物成分有一定的预防胃癌的作用。

（1）叶酸：一种B族维生素，主要存在于蔬菜和水果中。人体自身不能合成叶酸，必须从膳食中获取，若蔬菜和水果摄入不足，极易造成叶酸缺乏，而叶酸缺乏将导致DNA甲基化紊乱和DNA修复机制减弱，并与人类肿瘤的发生有关。具有较高叶酸水平者发生贲门癌和非贲门胃癌的概率分别是低叶酸含量人群的27%和33%。Mayne等学者在美国进行的一项关于饮食营养素摄入与食管癌及胃癌发病风险的研究中发现，叶酸摄入量最低的人群患食管腺癌、食管鳞癌、贲门癌及胃癌的相对危险度比叶酸摄入量最高的人群分别高出2.08倍、1.72倍、1.37倍和1.49倍。萎缩性胃炎和胃癌的发生中不仅有叶酸水平的降低，更有总基因组DNA和癌基因低甲基化的发生。动物实验表明，叶酸可降低犬胃癌的发生率。叶酸预防慢性萎缩性胃炎癌变的随机对照的临床研究结果显示叶酸具有预防胃癌等消化道肿瘤的作用。也有研究者提出，在肿瘤发展的不同阶段，叶酸可能具有双重调节作用：在正常上皮组织，叶酸缺乏可使其向肿瘤发展，适当补充叶酸则抑制其转变为肿瘤；而对进展期的肿瘤，补充叶酸则有可能促进其发展。因此，补充叶酸需严格控制其干预剂量及时间，以便提供安全有效的肿瘤预防而不是盲目补充叶酸。

（2）维生素C：传统的亚硝胺致癌假说和其他的研究结果提示，维生素C具有预防胃癌的作用，机制之一可能与纠正由 Hp 引起的高胺环境有关。维生素 C 是一种较好的抗氧化剂，能清除体内的自由基，提高机体的免疫力，对抗多种致癌物质，此外维生素 C 也具有抗炎和恢复细胞间交通的作用。有人曾给胃癌高发区居民补充足够的维生素 C，一定时间后发现这些居民体内及尿中致癌物亚硝胺类含量明显降低。对胃病患者进行血清学检测和胃液分析发现，萎缩性胃炎和胃癌患者的胃液内维生素 C 水平都普遍低于其他胃病患者，并伴有 pH 和亚硝酸盐水平异常升高。当然，该方面的研究也有一些矛盾之处：对 51 例多病灶萎缩性胃炎患者进行抗 Hp 及大剂量维生素 C（1g/d）治疗 3 个月后，发现鸟氨酸脱羧酶（ODC）和 COX-2 的表达明显减弱，并抑制了致炎细胞因子（IL-1beta，IL-8，TNF-alpha）的释放，同时增加了表皮生长因子和转化生长因子的产物，明显改善了胃黏膜内外分泌活性。该研究显示维生素 C 不具备抗 Hp 的作用，但胃液维生素 C 预防胃癌的疗效在 Hp 感染时显著降低。如果 Hp 感染患者的维生素 C 浓度降低，则其对胃癌细胞的抑制作用消失。值得注意的是，维生素 C 对胃癌的保护作用主要发生在肿瘤形成的起始阶段，这种保护作用在吸烟或酗酒者中无效。

（3）维生素 E：在预防胃癌方面的作用方面目前仍有争议，且多认为无效。

（4）维生素 A 类衍生物：对胃癌可能有一定的预防作用。不同的维生素 A 衍生物对胃癌的影响不同，其最佳剂量与肿瘤抑制的相关性还需通过实验进一步证明。

（5）茶多酚：富含茶多酚（表没食子儿茶素没食子酸脂，中文名为茶多酚，英文简称为 EGCG）的绿茶能够降低萎缩性胃炎发展为胃癌的危险性。饮茶可以减缓胃黏膜炎症的发生，从而降低慢性胃炎的发病率。目前认为，茶叶对胃癌的保护作用主要发生在那些大量饮茶者中。在一项国内的报道中，每年饮茶 3kg 以上者的胃癌发病率呈显著下降趋势。绿茶和红茶中的儿茶素可以诱导胃癌细胞凋亡，而对正常细胞的影响较小。其中，高分子量成分可以引起 G2/M 期阻滞，并伴随 P21Waf1 的上调。

（6）大蒜素：可减少 Hp 引起的萎缩性胃炎的胃癌发病率，可能与其影响代谢酶的活性及抑制肿瘤细胞增殖和诱导凋亡有关。研究显示，大蒜素具有极强和广泛的杀菌能力，从而阻止 Hp 引起的胃炎，最终降低胃癌的发生。流行病学研究显示，素有吃大蒜习惯的地区和人群，胃癌的发病率较低，并且长期吃生大蒜者胃内亚硝酸盐的含量远低于其他人群。最近的研究还发现，大蒜的主要成分大蒜素可以抑制胃癌细胞 BGC823 的增殖，诱导其发生分化和凋亡。大蒜素可以在胃癌细胞中激发一系列与细胞凋亡通路相关蛋白质的表达响应，进一步抑制胃癌细胞。

（7）微量元素硒：对胃癌的预防有一定的作用，但过量应用（如 3200μg/d，1 年）会有一定的肝、肾毒性。其合适的剂量与疗程，尚待研究。

一般认为，无机硒（亚硒酸钠）毒性大，其吸收前必须先与肠道中的有机配体结合，才能被机体吸收利用，但肠道中存在着多种元素与硒竞争有限配体，从而大大影响了无机硒的吸收。有机硒是以主动运输机制通过肠壁而被机体吸收利用的，其吸收率高于无机硒；其被人体吸收后可迅速地被人体利用，且安全性较高。近年来，有学者认为纳米硒的生物活性比有机硒、无机硒高且具有更高的安全性。以上问题值得重视和深入研究。

（周庆文）

第三章 肠道疾病

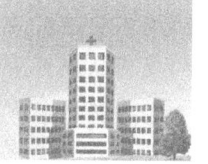

第一节 细菌性痢疾

细菌性痢疾简称菌痢，是由志贺菌引起的急性肠道传染性疾病，以结肠黏膜化脓性溃疡性炎症为主要病变，以发热、腹泻、里急后重、腹痛、黏液脓血便为主要临床表现，可伴全身毒血症症状，严重者可有感染性休克和/或中毒性脑病。

一、病原

病原菌为志贺菌，又称痢疾杆菌，属于肠杆菌科志贺菌属，革兰氏阴性菌。有菌毛，无鞭毛、荚膜及芽孢，无动力，兼性厌氧，但最适宜于需氧生长，在普通培养基中生长良好，最适温度为37℃。病原菌通过患者或者带菌者的粪便污染瓜果、蔬菜，能生存10日左右；在牛奶中可生存24日之久；阴暗潮湿及冰冻条件下生存数周。但抵抗力差，在粪便中数小时内死亡。阳光直射有杀灭作用。加热60℃10分钟即死，1%含氯石灰等一般消毒剂能将其杀灭。

志贺菌有菌体（O）抗原、荚膜（K）抗原及菌毛抗原，可分为4个血清群即A群（痢疾志贺菌）、B群（福氏志贺菌）、C群（鲍氏志贺菌）、D群（宋内志贺菌），共47个血清型。我国仍以B群和D群占优势，在大、中城市中D群明显上升。所有志贺菌均能产生内毒素和外毒素，内毒素是引起全身反应如发热、毒血症以及感染性休克的重要因素。外毒素有肠毒性、细胞毒性，A群还具有神经毒性，毒力最强，可引起严重症状。B群感染后易转为慢性，D群感染后症状轻，多不典型。

二、流行病学

1. 传染源

包括急、慢性菌痢患者以及带菌者，其中轻症非典型患者、慢性患者以及无症状带菌者易误诊、漏诊，在流行病学上意义犹大。

2. 传播途径

主要借染菌的食物、饮水和手等经粪-口途径传播。在流行季节可有食物型和水型的暴发流行，前者系摄入被污染的食物（带菌的手或苍蝇）而受感染，后者系水源被患者或者带菌者的粪便污染而致传播。在非流行季节，可因接触被患者或带菌者污染的物体而感染。

3. 人群易感性

人类是志贺菌的唯一自然宿主。无论男、女、老、幼，均普遍易感。感染后可获得一定的免疫力，但持续时间短暂且不稳定，不同菌群和血清型之间无交叉保护，易重复感染或复发。

4. 流行特征

菌痢主要发生在中低收入国家，尤其是卫生条件差、无法保证安全饮水的地区。目前我国菌痢发病率仍明显高于西方发达国家，但有逐渐下降的趋势。该病终年散发，但有明显季节性，夏季高发，可能与夏季苍蝇滋生，进食生冷瓜果机会增多有关，10月份以后逐渐减少。

患者年龄分布有两个高峰，一为1~4岁儿童期，尤其是中低收入国家的儿童；二为青壮年期，可能与他们日常活动中接触病原菌机会较多有关。近年来，男性同性恋人群成为志贺菌传染的一个特殊人群，该人群由于艾滋病高发，感染后易迁延不愈并耐药。

三、发病机制与病理

病原菌进入消化道后，大部分被胃酸杀灭，其余进入肠道的病菌大部分也会由于肠道菌群的竞争作用和肠道分泌性IgA等特异性抗体的作用而无法致病。最终，如果菌量或者病菌毒力超过胃酸和肠道防御的杀灭能力进入回肠末段、结直肠，则侵入到相应部位的黏膜层。某些慢性病、过度疲劳、暴饮暴食及消化道疾病等，均可降低人体全身和胃肠道局部防御功能，有利于痢疾杆菌侵入肠黏膜而致病。

痢疾杆菌侵入肠黏膜上皮细胞并在固有层释放毒素，在IL-1等细胞因子参与下，引起肠黏膜炎症反应，固有层呈现毛细血管及小静脉充血，并有炎性细胞浸润及血浆渗出，甚至可致固有层小血管循环衰竭引起上皮细胞变形、坏死。坏死的上皮细胞脱落后可形成小而浅的溃疡，由黏液、细胞碎屑、中性粒细胞、渗出液和血液形成黏液脓血便，同时伴随腹痛、腹泻不适。直肠壁受炎症刺激会有里急后重感。细胞毒素还可引起肠黏膜细胞坏死，与病初水样泻有关；而内毒素可导致全身发热。

志贺菌释放的内毒素入血后可引起中毒性痢疾，表现为发热和毒血症，并且全身中毒症状往往出现在肠道病变之前，而肠道炎症反应较轻。全身中毒症状的严重程度除过内毒素作用外，还可能与患者特异性体质有关，该类人群对病菌毒素反应强烈。严重者引起感染性休克、DIC、重要脏器衰竭、脑水肿和脑疝，临床表现为中毒型痢疾。志贺菌外毒素则能够不可逆性的抑制细胞蛋白合成导致上皮细胞损伤，引起出血性结肠炎，严重者还可引起溶血性尿毒综合征。

病理变化主要发生于结、直肠，以直肠、乙状结肠最为明显，严重者可累及整个结肠和回肠末端。急性菌痢的基本病理变化为弥漫性纤维蛋白渗出性炎症，肠黏膜上皮弥漫性充血、水肿、渗出并形成表浅坏死，肠道表面附着大量黏液脓性分泌物，形成菌痢特征性假膜。1周左右，假膜开始脱落形成大小不一的地图状浅溃疡。溃疡往往局限于黏膜下层，故肠穿孔和肠出血少见。虽病程进展，人体产生抗体，溃疡渐愈合。中毒性菌痢的结肠病变最初很轻，但引发全身小动脉痉挛，渗出增加，尤其是大脑及脑干水肿、神经细胞变性、浸润和点状出血。少部分病例还可合并肾上腺皮质萎缩和出血。慢性菌痢患者肠壁增厚，溃疡不断形成和修复，导致瘢痕形成和息肉状增生，严重者发生肠腔狭窄。

四、临床表现

潜伏期数小时至7日，多数为1~2日。A组感染的表现一般较重，发热、腹泻、脓血便持续时间较长；D组引起者较轻；C组感染介于两者之间，但易转变为慢性。临床上常分为急性和慢性两期。

（一）急性菌痢

1. 普通型（典型）

起病急，有畏寒、高热，继以腹痛、腹泻和里急后重，每日排便10~20次，成脓血便，量少，可伴头痛、乏力、食欲减退，左下腹压痛伴肠鸣音亢进。一般1~2周逐渐痊愈，少部分患者转为慢性。

2. 轻型（非典型）

全身中毒症状和肠道表现均较轻，表现为急性腹泻，腹泻每日不超过10次，大便呈糊状或水样，含少量黏液，里急后重感不明显，可有呕吐，有轻微腹痛及左下腹压痛，病程3~6日，易被误诊为肠炎或结肠炎。

3. 中毒型

多见于2~7岁儿童，成人少见。起病急，病初即可有畏寒、高热，全身中毒症状明显，临床以严重毒血症症状、感染性休克和/或中毒性脑病为主，但肠道症状往往较轻，常无腹痛与腹泻，需以直肠拭子或生理盐水灌肠采集的大便检查才发现黏液脓血便，镜下可见大量脓细胞和红细胞。按临床表现分为：①休克型，较为常见，表现为感染性休克，面色苍白，四肢厥冷，周围循环衰竭，皮肤花纹，口唇青紫，血压明显下降或测不出，伴不同程度意识障碍。②脑型，又称呼吸衰竭型，以严重中枢神经系统症状为主，病死率高。脑血管痉挛继发大脑缺氧，进一步导致脑水肿、颅内压增高，严重时可发生脑疝；临床表现主要为惊厥、昏迷和呼吸衰竭，早期表现为嗜睡、烦躁、剧烈头痛、频繁呕吐、呼吸增快，后期常神志不清、频繁惊厥、血压升高、瞳孔忽大忽小，两侧大小不等，对光反射迟钝或消失，呼吸深浅不均，节律不整，可呈叹息样呼吸，最后减慢以至停顿。③混合型，是预后最为凶险的一种，具有循环衰竭与呼吸衰竭的综合表现。

4. 重型

多见于年老体弱和营养不良者，发热急，每天腹泻30次以上，为水样脓血便，严重者大便失禁，腹痛及里急后重感明显。随病情进展出现严重腹胀和中毒型肠麻痹，呕吐多见，可继发严重失水以及外周循环衰竭。部分病例有休克、心功能不全、肾功能不全。

（二）慢性菌痢

菌痢反复发作或迁延不愈超过2个月即称为慢性菌痢。

1. 慢性迁延型

急性菌痢后，病情长期迁延不愈，时轻时重，常有腹痛、腹泻或腹泻与便秘交替、稀黏液便或脓血便。长期腹泻或脓血便可导致营养不良、乏力、贫血等。粪便培养可间断发现细菌。

2. 慢性隐匿型

有急性菌痢史，但无明显临床症状，粪便培养可检出志贺菌，乙状结肠镜检查有阳性发现，为重要传染源。细菌主要聚集在结肠，排出的致病菌通常少于急性菌痢患者，因此传染性通常也弱于活动期病例。

3. 急性发作型

有慢性菌痢病史，常因饮食不当、受凉或劳累等因素诱发，呈急性发作，但症状一般较轻，大便培养有痢疾杆菌生长，结肠镜检查结肠黏膜有炎症甚至溃疡等改变。但全身中毒症状不明显。

五、并发症与后遗症

少见。在恢复期或急性期可偶有多发性、渗出性大关节炎发生，关节红肿，数周内消退。还可引起溶血性尿毒综合征、Reiter综合征等。儿童患者可并发中耳炎、口角炎、脱肛。极少数患者同时并发败血症，一旦出现，病情凶险，病死率高。慢性菌痢有结肠溃疡病变者，可并发营养不良、贫血、维生素缺乏及相应症状。后遗症主要是神经系统后遗症，可遗留耳聋、语言障碍及肢体活动障碍。

六、辅助检查

（一）血常规

急性患者白细胞及中性粒细胞呈中度升高，可达 $10\times10^9\sim20\times10^9$/L，慢性患者可有贫血。

（二）粪便

典型菌痢患者粪便中无粪质，量少，呈黏液脓血状，镜检可见大量脓细胞及红细胞，如有巨噬细胞有助于诊断。培养出痢疾杆菌可以确诊。为提高细菌培养阳性率，应在抗菌药物使用前采样新鲜标本，取粪便脓血部分并及时送检，早期多次送检可提高细菌培养阳性率。采用核酸杂交或 PCR 可快速从粪便中获得阳性结果，阳性率可超过 90%，对菌痢早期诊断有帮助，但临床还未常规使用。

（三）其他检查

对脓血便而疑有其他结肠疾病时可进行肠镜检查。自病变部位刮取分泌物做培养，可提高病原检出率。X 线钡剂检查目前已少用。

七、诊断与鉴别诊断

（一）诊断

诊断应根据病菌流行病学情况，患者症状体征及实验室检查综合判断，确诊有赖于病原学检查。夏季或热带地区有腹痛、腹泻及脓血便患者应考虑菌痢的可能。急性期患者多有发热、腹痛、腹泻、黏液脓血便，且发热多出现于消化道症状之前；慢性期患者的过去发作史甚为重要；菌痢流行季节，儿童突然发热、惊厥而无其他症状，也应考虑到中毒性菌痢的可能，应尽早用肛拭子取标本或以盐水灌肠取材做涂片镜检和细菌培养。粪便涂片镜检和细菌培养有助于诊断的确立。免疫学及分子生物学检查可增加早期诊断的敏感性和特异性。肠镜检查对鉴别慢性菌痢和其他肠道疾病有一定价值。

（二）鉴别诊断

1. 阿米巴痢疾

起病一般缓慢，里急后重感及毒血症症状少见，腹痛多在右侧，典型阿米巴粪便呈果酱样，有腐臭。镜检仅见少许白细胞、红细胞凝集成团，常有夏科-莱登结晶体，可找到阿米巴滋养体。肠镜检查黏膜大多正常，可见散在溃疡。部分患者可并发肝脓肿。

2. 流行性乙型脑炎

本病临床表现和流行季节与重症或中毒性菌痢相似，但后者发病更急，进展迅猛，且易并发休克，温盐水灌肠及细菌培养有利于鉴别诊断。血清乙脑特异性 IgM 抗体阳性，脑脊液有炎性改变有助于流行性乙脑诊断。

3. 其他

本病还要与沙门菌、金黄色葡萄球菌、大肠埃希菌、空肠弯曲菌及各种侵袭性肠道致病菌引起的食物中毒相鉴别。慢性菌痢则要与慢性血吸虫病、直肠癌、直肠癌、溃疡性结肠炎等鉴别。

八、预后

大部分急性菌痢患者1~2周内痊愈。少数转变为慢性或带菌者。中毒型菌痢预后不佳，病死率高。

九、治疗

（一）急性菌痢的治疗

1. 一般疗法

消化道隔离直至症状消失以及大便培养连续2次阴性。毒血症状严重者应卧床休息，饮食一般以流质或半流质为宜，忌食多渣多油或有刺激性的食物。有失水现象者可给予口服补液盐。如因呕吐等原因不能经口摄入，则给予生理盐水或5%葡萄糖盐水静脉滴注，注射量视失水程度而定，以保持水和电解质平衡。有酸中毒者，酌情给予碱性液体。对痉挛性腹痛可给予阿托品及腹部热敷，忌用止泻剂。

2. 病原治疗

轻型菌痢可不用抗菌药物。当前志贺菌对多种抗菌药物的耐药性趋于加重，且可呈多重耐药性，故应依据药敏试验或当地流行株药敏选药。抗菌药物疗效的考核应以粪便培养转阴率为主，治疗结束时转阴率超过90%。抗菌药物宜选择易被肠道吸收的口服品种，病重无法口服药物或估计吸收不良时加用肌内注射或静脉滴注抗菌药物，疗程原则上不短于7日，以减少恢复期带菌。

（1）喹诺酮类：该类药物抗菌谱广，对痢疾杆菌有良好杀菌作用，不良反应少，为成人菌痢的首选药。常用诺氟沙星400mg，2次/日，口服。环丙沙星500mg，2次/日，口服；或400mg，每12小时静脉滴注。氧氟沙星200~300mg，2次/日，口服；或200mg，每12小时静脉滴注。儿童、妊娠及哺乳期患者不建议使用，因为该类药可能会影响婴幼儿骨骺发育，可选用第三代头孢菌素作为替代。

（2）其他用药：磺胺类药物如复方磺胺甲噁唑（TMP-SMZ）2片，2次/日，儿童酌减。但该药耐药菌株有逐年增加的趋势。严重肝病、肾病、磺胺过敏及白细胞减少症者忌用。儿童患者首选头孢菌素。小檗碱有减少肠道分泌的作用，可与抗菌药物同时使用。

3. 对症疗法

包括止泻和退热治疗。止泻药物包括阿托品、哌替啶、可待因、吗啡、地芬诺酯和盐酸氯哌丁胺等，但是切忌单用止泻药。因为腹泻是集体防御功能的一种体现，可排除一定数量的致病菌和肠毒素，使用止泻剂、解痉剂或抑制肠道蠕动的药物可能延长病程和排菌时间，特别对伴高热、毒血症或黏液脓血便患者和婴幼儿，应予以避免，否则有可能加重病情。高热者可用退热药及物理降温。

（二）中毒型菌痢的治疗

本型病情严重，预后差，应针对病情及时采取综合性措施抢救。

1. 抗菌治疗

药物选择与急性菌痢基本相同，首选静脉给药，如喹诺酮类、头孢噻肟、头孢曲松等，儿童首选第三代头孢菌素。中毒症状好转后，按一般急性菌痢治疗，改用口服抗菌药物，总疗程7~10天。

2. 高热和惊厥的治疗

高热易引起惊厥而加重脑缺氧和脑水肿，应用安乃近及物理降温；无效或伴躁动不安、反复惊厥，可给予亚冬眠疗法，以氯丙嗪和异丙嗪各1~2mg/kg肌内注射，必要时静脉滴注，病情稳定后延长至2~6小时肌内注射1次，一般5~7次即可撤除，尽快使体温保持在37℃左右。氯丙嗪具有安定中枢神经系统和降温的作用，可降低组织耗氧量，抑制血管运动中枢，可使小动脉和小静脉扩张，从而改善微循环和促进脏器的血液灌注。另外，还可给予地西泮、水合氯醛和巴比妥钠。

3. 循环衰竭（休克型）的治疗

（1）扩充血容量纠正酸中毒：可快速静脉输入低分子右旋糖酐或葡萄糖氯化钠注射液，首剂 10～20mL/kg，全日总液量 50～100mL/kg，具体视患者病情及尿量而定。酸中毒严重者，可给予5%碳酸氢钠滴入。

（2）血管活性药物的应用：针对微血管痉挛应用血管扩张剂，以改善重要脏器血液灌注，可采用山莨菪碱，成人剂量为每次 10～20mg，儿童每次 0.3～0.5mg/kg；或阿托品成人每次 1～2mg，儿童每次 0.03～0.05mg/kg。注射间隔和次数视病情轻重和症状缓急而定，轻症每隔 30～60 分钟肌内或静脉注射 1 次；重症 10～20 分钟静脉注射 1 次，待面色红润、循环呼吸好转、四肢温暖、血压回升即可停药，一般用 3～6 次即可奏效。如上述方法治疗后周围循环不见好转，可考虑以多巴胺与间羟胺联合应用。

（3）强心治疗：有左心衰和肺水肿者，应给予毛花苷 C（西地兰）等治疗。

（4）抗凝治疗：有弥散性血管内凝血（DIC）者采用低分子肝素抗凝疗法，剂量及疗程基本同感染性休克的处理。

（5）肾上腺皮质激素的应用：泼尼松龙每日 5～10mg/kg 静脉滴注，可减轻中毒症状、降低周围血管阻力、加强心肌收缩、减轻脑水肿、保护细胞和改善代谢。成人 200～500mg/d，一般用药 3～5 日。

4. 治疗呼吸衰竭

应保持呼吸道通畅、给氧、脱水疗法（如甘露醇）、严格控制入液量。必要时给予洛贝林、尼可刹米等肌注或静注。危重病例应给予心电监护，气管插管或应用人工呼吸机。

5. 纠正水、电解质紊乱

应补充失液量及钾、钠离子，但需谨防用量过大、速度过快而引起肺水肿、脑水肿。

（三）慢性菌痢的治疗

需长期、系统、慢性和局部相结合的治疗。应尽可能地多次进行大便培养及细菌药敏试验，必要时进行结肠镜检查，作为选用药物及评估疗效的参考。

1. 一般治疗

注意生活规律，饮食情况同急行菌痢，积极治疗并存的肠道慢性疾病或寄生虫病。

2. 抗菌治疗

根据病原菌药敏结果选择抗菌药物，致病菌不敏感或过去使用过的无效药物不宜采用。推荐联合应用两种不同种类的抗菌药物，剂量要足，疗效要延长，必要时重复 1～3 个疗程。可供选用药物同急性菌痢。

3. 肠道功能紊乱的处理

可酌情用解痉和收敛剂。据病情酌情使用。

4. 肠道菌群失调的处理

限制乳类和豆制品。微生态制剂如酪酸梭菌、地衣芽孢杆菌、双歧杆菌、嗜酸性乳酸杆菌可补充正常生理性细菌，调整肠道菌群。以上药物均为活菌制剂，不宜与抗菌药物同时使用。

慢性菌痢的治疗效果常欠满意，如有显著症状，而大便培养阳性，则需隔离治疗。此外，应追查转为慢性的诱因，例如是否有寄生虫病、胃炎等并发症，对相关伴发病进行适当的治疗。鉴于慢性菌痢病程较长，其急性症状常有自然缓解倾向，因此必须反复进行大便培养才能判断疗效。

十、预防

应从控制传染源、切断传播途径和保护易感人群三方面着手。

1. 控制传染源

早期发现患者和带菌者，及时隔离和彻底治疗，是控制菌痢的重要措施。

2. 切断传播途径

注意环境及个人卫生，保障饮食、饮水微生安全，个人养成饭前便后洗手的习惯，餐饮业及儿童机构工作人员应定期检查带菌状态，带菌者应调离工作并予以治疗。

3. 保护易感人群

细菌性痢疾的相关疫苗目前还处于研究阶段，暂无获准生产的疫苗可用于临床实践。

（魏　源）

第二节　肠梗阻

肠梗阻（intestinal obstruction）指肠内容物在肠道中通过受阻，是常见急腹症，可由多种因素引起。

一、流行病学

目前缺乏完善的流行病学资料。

二、病因和发病机制

肠梗阻有多种病因，发病机制不同，其临床表现及预后相差很大，故肠梗阻依据病因和发病机制的不同进行以下临床分型：

（一）按梗阻原因分

（1）机械性肠梗阻：最常见，由机械因素造成肠腔变窄或闭塞，使肠内容物通过障碍。原因：①肠外因素，如粘连、肠扭转、嵌顿疝、肠外肿块压迫等；②肠壁病变，如肠道先天性病变、套叠、炎症、肿瘤等导致狭窄；③肠内因素，如粪块、蛔虫团、异物、胆石等堵塞肠腔。

（2）动力性肠梗阻：肠腔无器质性狭窄，是因肠壁肌肉舒缩紊乱而致肠内容物不能正常运行。分为：①麻痹性肠梗阻，多见，因腹部手术、感染中毒、低血钾、脊髓炎等影响肠道神经功能或平滑肌收缩，使肠蠕动丧失；②痉挛性肠梗阻，少见且多短暂出现，是由于肠肌持续过度收缩所致，可见于慢性铅中毒、急性肠炎等并发的肠梗阻。

（3）血运性肠梗阻：肠系膜血管血栓形成或栓塞，肠管血液循环障碍，导致肠麻痹，而使肠内容物不能运行。

（二）按肠壁血运情况分

（1）单纯性肠梗阻：肠壁血运正常，只是肠内容物通过受阻。

（2）绞窄性肠梗阻：梗阻并伴有肠壁血运障碍者，可因肠扭转、肠套叠、嵌顿疝等使肠系膜血管受压或肠系膜血管血栓形成或栓塞引起。

(三) 按梗阻部位分

（1）高位小肠梗阻：主要指发生于十二指肠或空肠的梗阻。

（2）低位小肠梗阻：主要指回肠远段的梗阻。

（3）结肠梗阻：多发生于左侧结肠，尤其在乙状结肠或乙状结肠与直肠交界处。

(四) 按梗阻程度分

分为部分性与完全性肠梗阻。

(五) 按发病缓急分

分为急性与慢性肠梗阻。

值得指出的是，上述各型肠梗阻既相互关联，又可随病理过程演变而转化。例如：单纯性与慢性肠梗阻多为部分性肠梗阻，而一定条件下，单纯性可变为绞窄性，部分性可转成完全性，慢性亦可变为急性肠梗阻。

肠梗阻的主要病理生理变化包括肠膨胀、体液和电解质丢失、感染和毒素吸收三大方面。

（1）肠膨胀：肠梗阻后梗阻以上的肠腔因积气积液而膨胀，梗阻部位越低，时间越长，则肠膨胀越明显。肠腔积气主要来自咽下的空气，其余是由血液弥散或肠内容物腐败、发酵产生的气体。积聚的液体主要是消化液，正常时绝大部分被小肠黏膜吸收，而梗阻后肠膨胀、肠内压增高，既抑制肠黏膜吸收，又刺激其分泌增多，结果肠内液体越积越多。肠内压增高到一定程度，可使肠壁血运障碍，单纯性肠梗阻变为绞窄性肠梗阻。早期主要是静脉回流障碍，肠壁充血、水肿，呈暗红色；继而动脉血流受阻、血栓形成，肠管因缺血而坏死，呈紫黑色，最后可自行破裂。严重的肠膨胀可使膈肌升高，影响患者的呼吸、循环功能。

（2）水电解质、酸碱平衡紊乱：正常成人每日胃肠道分泌液的总量约为8L，绝大部分被再吸收，以保持体液平衡。高位肠梗阻患者频繁呕吐，大量水分及电解质被排出体外；低位肠梗阻时呕吐虽较少，但梗阻以上肠腔中大量积液，造成体液内丢失。如有肠绞窄存在，更丢失大量血液。这些变化导致机体严重缺水、血液浓缩，以及电解质、酸碱平衡失调。但其变化也因梗阻部位的不同而有差别。如为十二指肠第1段梗阻，可因丢失大量胃酸而产生低氯低钾性碱中毒。一般小肠梗阻，丧失的体液多为碱性或中性，钠、钾离子的丢失较氯离子为多，以及在低血容量和缺氧情况下酸性代谢物剧增，加之缺水，少尿可引起严重的代谢性酸中毒。严重的缺钾可加重肠膨胀，并可引起肌肉无力和心律失常。

（3）感染和中毒：正常人小肠内仅有极少数细菌，肠梗阻时内容物滞留，梗阻以上肠腔内细菌大量繁殖，产生许多毒素及其他毒性产物。肠膨胀、肠壁变薄，黏膜屏障破坏，尤其肠管绞窄时，毒素和细菌可通过肠壁引起腹腔感染，并经腹膜吸收产生全身中毒。

肠梗阻的病理生理变化程度随着梗阻的性质、部位而有所差异。如单纯性肠梗阻，以体液丧失和肠膨胀为主。如发生绞窄性肠梗阻，开始时肠壁静脉回流受阻，小静脉和毛细血管瘀血、通透性增强，大量血浆、血液渗入肠腔和腹腔，同时动脉继续向绞窄肠袢供血，使血容量迅速减少。继而动脉血流被阻断，肠管缺血性坏死，当肠坏死、穿孔，发生腹膜炎时，全身中毒尤为严重。最后可因急性肾功能及循环、呼吸功能衰竭而死亡。

三、临床表现

腹痛、呕吐、腹胀和无肛门排气排便是肠梗阻的典型症状，但在各型肠梗阻中表现并不一致。

（1）腹痛：机械性肠梗阻时肠段的最初反应是梗阻以上部位增强蠕动，导致阵发性绞痛，多位于腹中部，也可偏于梗阻所在部位。绞痛的程度和间歇期的长短与梗阻部位的高低和病情的缓急有关，急性空肠梗阻时绞痛较剧烈，结肠梗阻者腹痛一般不如小肠梗阻明显。麻痹性肠梗阻一般无腹绞痛，但可因肠管高度膨胀引起持续性胀痛。

（2）呕吐：很快即可发生，早期为反射性的，呕吐物多为胃内容物，晚期则为反流性呕吐，梗阻部位越高，呕吐越严重。结肠梗阻时因回盲瓣作用，晚期才出现呕吐，呕吐物可含粪汁。如呕吐物呈棕褐色或血性，应考虑绞窄性梗阻。麻痹性肠梗阻时，呕吐多为溢出性。

（3）腹胀：较迟出现，程度与梗阻部位有关，低位肠梗阻及麻痹性肠梗阻常有显著全腹膨胀。结肠梗阻时如回盲瓣关闭良好，梗阻以上结肠可形成闭袢，则腹周高度膨胀且往往不对称。腹胀不均匀对称，是肠扭转等闭袢性肠梗阻的特点。

（4）停止排便排气：完全性肠梗阻后患者多停止排便排气，但在早期，尤其高位梗阻者，梗阻以下肠内残留的气体和粪便仍可排出，所以不能因此否定完全性肠梗阻诊断。某些绞窄性肠梗阻尚可排出血性液体或果酱样便。

（5）全身症状：单纯性肠梗阻早期，患者全身情况多无明显变化。梗阻晚期或绞窄性肠梗阻，患者可出现严重脱水，电解质、酸碱紊乱表现及感染、毒血症状和休克征象。

（6）腹部体征：视诊，机械性肠梗阻常可见肠型和蠕动波，在慢性梗阻和腹壁较薄者尤为明显。触诊，单纯性肠梗阻因肠管膨胀，可有轻度压痛。绞窄性肠梗阻，可有固定压痛和腹膜刺激征。蛔虫团、肠套叠或结肠癌等导致的梗阻，可触及相应的腹块。叩诊，腹腔有渗液时，可出现移动性浊音。听诊，机械性肠梗阻早期，肠鸣音亢进，有气过水声或金属音。麻痹性肠梗阻或机械性肠梗阻并发腹膜炎时，肠鸣音则减弱或消失。

四、实验室检查及特殊检查

（1）实验室检查：单纯性肠梗阻早期无明显变化，随着病情发展，因缺水血液浓缩，血常规可有血红蛋白及血细胞比容升高。白细胞和中性粒细胞计数明显增加。血生化可出现血钾、血氯、血钠降低。代谢性酸中毒时，二氧化碳结合力可降低。

（2）X线平片：一般在肠梗阻发生4~6h后，X线即可出现变化。取直立位或左侧卧位摄片，可见到阶梯状的液平面和充气的肠袢。由于梗阻部位不同，X线表现不一，如空肠黏膜的环状皱襞呈"鱼骨刺"样。结肠胀气时显示结肠袋形，位于腹部周边。

五、诊断和鉴别诊断

在诊断过程中必须明确以下几个问题：

（一）是否肠梗阻

典型肠梗阻具有以下特点：

（1）有腹痛、呕吐、腹胀、停止自肛门排气排便这四大症状。

（2）腹部检查可见肠型或蠕动波、腹部压痛、肠鸣音亢进或消失等体征。

（3）腹部X线透视或拍片可见气胀肠袢及多个液平面。

但某些病例并不完全具备这些典型表现，特别是某些绞窄性梗阻早期，可能与急性坏死性胰腺炎、输尿管结石、卵巢囊肿蒂扭转等疾病混淆，甚至误诊为一般肠痉挛，尤应注意。肠梗阻的原因需根据年龄、病史、症状、体征、X线检查等综合分析而做出判断，新生儿肠梗阻以先天性肠道畸形多见；3岁以下幼儿，则肠套叠多见；儿童可有蛔虫性肠梗阻；青中年患者的常见原因是肠粘连、嵌顿性疝、肠扭转；老年人则以结肠癌或粪块堵塞多见。临床上粘连性肠梗阻最常见，多发生于有腹部手术、外伤或感染史者；而有心脏病者，应考虑肠系膜血管栓塞。

（二）单纯性肠梗阻和绞窄性肠梗阻的鉴别

绞窄性肠梗阻预后严重，必须及早手术治疗，应首先明确或排除。有下列表现者应怀疑为绞窄性肠梗阻：

（1）腹痛发作急骤，起始即呈持续性剧痛，可有阵发性加重，或由阵发性绞痛转为持续性腹痛，或出现腰背痛。

（2）呕吐出现早且频繁，呕吐物为血性或肛门排出血性液体或腹腔穿刺抽出血性液体。

（3）腹胀不对称，可触及压痛的肠袢或有腹膜刺激征，肠鸣音可不亢进。

（4）全身情况急剧恶化，毒血症表现明显，早期出现休克。

（5）X线检查见孤立、固定胀大的肠袢，可见扩张的肠管充满液体或显示肠间隙增宽，提示有腹腔积液。

（6）经积极非手术治疗而症状、体征无明显改善。

（三）机械性肠梗阻和动力性肠梗阻的鉴别

前者多须手术，后者常不必手术，故鉴别十分重要。首先分析病史有无机械性肠梗阻因素或引起肠动力紊乱的原发病。机械性肠梗阻的特点是阵发性腹绞痛，腹胀早期可不显著，肠鸣音亢进，X线检查见胀气限于梗阻以上的肠管，即使晚期并发肠麻痹和绞窄，结肠也不会全部胀气。麻痹性肠梗阻特征为无绞痛、肠鸣音减弱或消失、腹胀显著，X线检查见全部小肠和结肠都均匀胀气。痉挛性肠梗阻时腹痛突然发作和消失，间歇不规则，肠鸣音减弱而不消失，无腹胀，X线检查肠亦无明显胀气。

（四）高位肠梗阻和低位肠梗阻的鉴别

高位小肠梗阻，呕吐出现早而频繁，腹胀不明显；低位小肠梗阻和结肠梗阻则反之。后两者可通过X线检查鉴别：低位小肠梗阻，扩张的肠管多在腹中部，液平较多，而结肠内无积气。结肠梗阻时扩张的肠管分布在腹周围，胀气的结肠在梗阻处突然中断，小肠内积气则不明显。

（五）完全性肠梗阻和部分性肠梗阻的鉴别

完全性梗阻多为急性发作，症状体征明显且典型。部分性梗阻多为慢性梗阻，症状不明显，可反复发作，可有排气排便。X线检查完全性梗阻者肠袢充气、扩张明显，梗阻以下结肠内无气体；部分性梗阻则否。

六、治疗

治疗原则是纠正因肠梗阻所引起的全身生理紊乱和解除梗阻，包括非手术和手术治疗两方面。

（一）非手术治疗

是被首先采用的治疗措施，手术治疗必须在此基础上进行。多数动力性肠梗阻只需非手术治疗。对单纯性机械性肠梗阻，尤其早期部分性肠梗阻，如粘连或蛔虫、粪块阻塞所致的肠梗阻，通过非手术治疗可使症状解除；早期肠套叠、肠扭转引起的肠梗阻亦可在严密观察下先行此法使患者免于手术。但在治疗期间必须严密观察，如症状体征不见好转或反有加重，即应手术治疗。非手术治疗具体包括以下措施：

（1）禁食、胃肠减压：怀疑有肠梗阻存在，应严格禁食，超过 2d 即应给予营养治疗。有效的胃肠减压能减少肠腔内积液积气及细菌和毒素量，减轻腹胀，降低肠腔内压，改善肠壁血液循环及因腹胀引起的循环和呼吸窘迫症状。少数轻型单纯性肠梗阻经有效的减压后可恢复畅通。对需手术治疗者，胃肠减压可减少手术操作困难，增加安全性。

高位小肠梗阻一般采用较短的 Levin 管；低位小肠梗阻和麻痹性肠梗阻，用较长的 Miller-Abbott 管并能放置至梗阻部位，则效果较好；结肠梗阻发生肠膨胀时，插管减压多无效，常需手术减压。

（2）纠正水、电解质和酸碱平衡紊乱：是极重要的措施。输液的种类和量要根据患者呕吐情况、脱水类型及程度、尿量及尿比重、血液浓缩程度、血电解质及肌酐测定、血气分析及中心静脉压监测情况综合分析计算。不但要考虑因呕吐、胃肠减压等外丢失的量，还要充分考虑到渗至肠腔、腹腔等的内丢失量。要注重酸中毒的纠正及钾的补充。绞窄性肠梗阻和机械性肠梗阻晚期尚应注意血浆或全血等的补给。

（3）防止感染和中毒：适时合理应用抗生素可防止因梗阻时间过长或发生绞窄时继发的多种细菌感染。一般选用以抗革兰阴性杆菌及厌氧菌为主的广谱抗生素。

（4）恢复肠道功能：可试用口服或胃肠灌注油类、中医中药、针灸等方法解除梗阻。麻痹性肠梗阻如无外科情况可用新斯的明注射、腹部芒硝热敷等治疗。肠套叠可用空气钡灌肠法，乙状结肠扭转可用结肠镜，使之复位解除梗阻。

此外，适当应用镇静剂、解痉剂等进行对症处理，麻醉性止痛剂只能在确定手术治疗后使用。

（二）手术治疗

各种类型绞窄性肠梗阻、绝大多数机械性肠梗阻，以及非手术治疗无效的患者，需做手术治疗。由于急性肠梗阻患者的全身情况常较严重，所以手术的原则和目的是：在最短手术时间内，以最简单的方法解除梗阻和恢复肠腔的通畅。具体手术方法要根据梗阻的病因、性质、部位及全身情况而定。手术的主要内容为：①松解粘连或嵌顿性疝，整复套叠或扭转的肠管等，以消除梗阻的局部原因；②切除坏死或有肿瘤的肠段，引流脓肿等，以清除局部病变；③行肠造瘘术以解除肠膨胀，肠吻合术以绕过病变肠段等，恢复肠道功能。

七、预后

绞窄性肠梗阻的预后不良，死亡率高，达 10%~20%。而单纯性肠梗阻相对较好，死亡率约 3%。

（敖文静）

第三节 肠易激综合征

一、概述

肠易激综合征（irritable bowel syndrome，IBS）是一种功能性肠病，其腹痛或腹部不适伴随排便或排便习惯的改变，具有排便异常的特征。

二、流行病学

IBS是一种常见病，10%~20%的成人和青少年具有与IBS一致的症状，该疾病可影响到全世界所有人种。部分研究显示女性可能比男性更愿意就医。IBS患者经常服药，门诊和住院费用以及诊断性检查的费用均很高，常伴有生活质量的下降。

三、病理生理学

IBS的症状是由多种病理生理机制所引起的，包括动力异常、内脏感觉高敏、脑-肠功能异常、遗传和环境因素、感染以及社会心理障碍。

1. 胃肠运动障碍

IBS患者可以发生多种动力紊乱，但是没有一种形式的动力障碍能特异性地解释IBS的全部症状，其动力障碍的形式随症状的变化而改变。在基础状态下IBS的胃肠动力是正常的，但是在各种刺激下包括食物、脂肪酸、胆盐、胆囊收缩素以及生理和心理应激，其动力会增强或发生改变。结肠动力紊乱是各种IBS病理机制假说中最早被提出来的，结肠肌电活动可表现为持续数秒的短峰突发波（SSB）和持续约半分钟的长峰突发波（LSB），前者主要与结肠非推进性的分段蠕动有关，后者与肠道内容物的推进有关，腹泻型IBS患者SSB和LSB出现的频率均较低，而便秘型IBS患者进食后LSB增加但传递范围较短。小肠运动紊乱也与IBS多种症状相关，Ⅱ期逆向性压力波的频率与IBS腹泻型的严重程度相关。

2. 内脏高敏感性

人的内脏感觉研究常采用恒压感受器扩张刺激试验。与健康对照者相比，IBS患者在较低的容量和压力状态下即出现初始感觉和疼痛。高敏感性与IBS的症状强度之间尚无关联，IBS-D和IBS-C的内脏高敏性是否不同还有争议。新的研究证据显示IBS患者有内脏和皮肤两方面的痛觉过敏，腹痛的严重程度和频率与结肠黏膜神经末梢肥大细胞的活化程度相关联。功能性磁共振成像（fMRI）发现部分IBS患者（特别是腹泻型）对直肠内气囊扩张刺激引起的内脏感觉过敏，大多数患者直肠气囊扩张刺激能激活前扣带回皮质、前额叶皮质、岛叶皮质和丘脑。IBS患者在直肠气囊扩张120mL时岛叶皮质、额前皮质、丘脑的兴奋区面积与MR信号变化幅度均较正常对照组显著增高，同时其痛觉评分也显著高于对照组。

3. 感染后IBS

有7%~30%的急性细菌性胃肠炎的患者发展为IBS，感染后IBS患者在感染性肠炎恢复后，肠黏膜活检病理显示炎症介质如白介素1的表达较非IBS患者增加，直肠黏膜活检显示慢性炎性细胞增加。广泛分布于肠道黏膜和黏膜下层的肥大细胞很可能是炎症作用的中间环节。

4. 细菌过度生长

通过氢呼气试验发现有78%的IBS患者有细菌过度生长，抗生素治疗后48%的患者症状消除。细菌过度生长可能是IBS的原因之一。

5. 自主神经功能紊乱

IBS患者自主神经功能不正常。IBS便秘型主要是胆碱能神经功能的过度而IBS腹泻型主要是肾上腺素能神经功能的过度兴奋。

6. 胃肠激素

有研究发现，许多肽类物质在中枢神经系统与胃肠道双重分布，称为脑-肠肽，研究较多的是5-羟色胺（5-HT）、胆囊收缩素（CCK）、生长抑素（SST）、血管活性肠肽（VIP）、P物质和NO等。5-HT是引起疼痛感觉的调节和传递介质，由肠道黏膜的嗜铬细胞释放。5-HT分泌失调或感觉神经末梢对5-HT的敏感性增加均可引起人对内脏正常刺激的感觉异常。已经证实5-HT$_3$拮抗剂能降低IBS患者肠道敏感性。IBS患者中CCK和SST含量均高于正常对照组，而VIP具有显著的肠道抑制效应。

7. 心理社会因素

IBS常伴心理障碍，并且心理社会因素影响IBS的疗效。IBS患者常见的精神共病包括惊恐障碍、广泛性焦虑和创伤后应激障碍。常见的情感障碍包括严重抑郁症、情绪恶劣和躯体形式障碍。儿童和成年时均有过被虐待的经历可使IBS患者的危险性增加3倍，自责和自沉默可能介导情感虐待和功能性肠病症状之间的关联，而且这些因素与直肠疼痛敏感性方面无相关性。确立心理障碍和受虐史具有重要意义。有测评量表评估胃肠道症状特异性焦虑，显示男女患者存在差异。心理社会因素与IBS的内在联系目前并不清楚。

8. 其他因素

IBS在家族中的聚集现象提示发病中的遗传或环境致病因素，家族成员中有腹痛和功能紊乱者报道IBS的概率要增加2倍以上，肠功能紊乱在单卵双胞胎的遗传概率明显高于双卵双胞胎。IBS基因多态性也有研究，IBS患者5-HT转运体（SERT）的多态性提示SERT的功能异常在发病中起作用，但需进一步研究。某些胆酸或糖类的吸收不良也可引起肠道功能改变，富含糖类的食物、脂肪餐、乙醇以及辛辣食物常会引起症状，但是患者常不能辨别是哪些食物可能引发症状。

四、临床诊断

IBS是基于症状来诊断的，排除了器质性疾病或代谢异常。

可采用的是IBS罗马Ⅲ诊断标准[*]：

反复发作的腹痛或腹部不适[**]，最近3个月内每月发作至少3日，伴有以下2项或2项以上：

（1）排便后症状改善。

（2）发作时伴有排便频率的改变。

（3）发作时伴有粪便性状（外观）的改变。

[*]：诊断前症状出现至少6个月，近3个月符合以上诊断标准。

[**]：腹部不适是指难以用疼痛来形容的不适感。

根据主要的粪便性状对IBS进行分型，有以下4型：

1）便秘型IBS（IBS-C）：至少25%的排便为硬粪或干球粪[a]，松散（糊状）粪或水样粪<25%[*]。

2）腹泻型 IBS（IBS-D）：至少 25% 的排便为松散（糊状）粪或水样粪[b]，硬粪或干球粪[a] <25%*。

3）混合型 IBS（IBS-M）：至少 25% 的排便为硬粪或干球粪[a]，至少 25% 的排便为松散（糊状）粪或水样粪[b]。

4）不定型 IBS：粪便的性状异常不符合上述 IBS-C、D 或 M 标准*。

*：在未用止泻剂或轻泻剂的情况下；a. Bristol 粪便性状量表中的 1~2 型 [分散的干球粪，如坚果（很难排出）或腊肠状，但很硬]；b. Bristol 粪便性状量表中的 6~7 型（松散的碎片、边缘毛糙、糊状粪或水样粪，不呈固形，完全为液状）。

需进行鉴别诊断的疾病包括结肠癌、炎症性肠病、甲状腺疾病、腹腔疾病、贾第虫病类癌、显微镜下结肠炎、细菌过度生长、嗜酸性胃肠炎，它们均可有与 IBS 类似的症状，但是疼痛、排便习惯及粪便性状具有相关性是 IBS 最突出的特点。在首次诊断中，通过病史采集就可拟诊 IBS 的诊断，仔细的采集病史是最重要的诊断步骤，如体格检查缺乏阳性体征更支持 IBS 的诊断。患者自述的腹泻或便秘可能存在误导：排便次数多但是粪便为干粪（假性腹泻），反之，主诉排便费力也可是糊状或稀水便，在诊断和分型上需格外注意。一些"警报"征象，如发热、出血、体重下降、贫血等可提醒我们注意器质性疾病的存在，但是这些征象的存在不能排除 IBS 与其他胃肠疾病同时存在的可能性。IBS 患者可有其他的胃肠道症状和躯体心理症状，包括胃灼热和其他上胃肠道症状、纤维性肌痛、头痛、背痛、泌尿生殖症状以及心理功能障碍，这些症状的数目随 IBS 严重性的增加而增多，但并不是诊断必需的。IBS 与妇科疾病的胃肠道症状和妇科症状可有重叠，女性患者常以"慢性盆腔痛"就诊，但疼痛与排便有关及肠道功能紊乱提示症状起源于肠道，需仔细询问病史。IBS 患者没有具有鉴别意义的体征。

当怀疑 IBS 时，可能需要做的检查包括血常规、便常规，寄生虫和隐血、结肠镜或钡灌肠造影。内镜检查能除外炎症、肿瘤及结肠黑变病，不必常规进行直肠黏膜活检。IBS 患者血常规、ESR 和 CRP 的检查很少有异常。一般不需要进行乳糖吸收试验，常规的腹部超声对诊断没有太大帮助。

五、治疗措施

IBS 目前尚不能完全治愈，也没有一种治疗方法或药物能对所有的 IBS 患者有效。医生对患者常使用的建议是"它是不可治愈的"或"你必须学会与它共同生活"。治疗手段包括健康教育、饮食治疗、药物治疗以及替代治疗等。如果措施得当，许多患者的症状能够得到不同程度的缓解。

（一）基本治疗

正确的治疗有赖于明确的诊断。患者一般对自己的病情了解甚少，应就症状发生的原因进行解释并指导患者如何应对这些症状。向患者提供健康生活方式的宣教，避免一些不当饮食诱发 IBS 症状发生。解释和使患者放心可能是内科医生最重要的治疗手段，IBS 治疗的主要目的是帮助患者应对疾病，因此应该向患者灌输现实的治疗期望，而不能追求治愈。许多 IBS 患者常感到沮丧、孤独无助和担心，正确识别症状很重要，医生应对患者的生活质量、日常生活能力、患者性格特点、近期应激事件、焦虑和抑郁进行评估。绝大多数患者对心理治疗有效。

（二）药物治疗

针对主要症状选择合适的药物，见表 3-1。

表 3-1 对症药物的选择

症状	药物	剂量
腹泻	洛哌丁胺	2~4mg，必需时服用，日最大剂量 12mg
	考来烯胺	4g，进餐时服用
	阿洛司琼	0.5~1mg，每日 2 次（对严重 IBS 女性）
便秘	欧车前	3.4g，每日 2 次进餐时服用，以后调整剂量
	甲基纤维素	2g，每日 2 次进餐时服用，以后调整剂量
	聚卡波非钙	1g，每日 1~4 次
	乳果糖	10~20g，每日 2 次
	山梨醇（70%）	15ml，每日 2 次
	聚乙二醇	17g 加 230ml 水
	替加色罗	6mg，每日 2 次
	氢氧化镁	2~4 勺，每日 1 次
腹痛	肌肉松弛药	每日 1 次至每日 4 次餐前
	三环类抗抑郁药	从 25~50mg 开始，以后调整剂量
	5-羟色胺再摄取抑制药	小剂量开始，必要时加量

洛哌丁胺是人工合成的外周阿片肽 μ 受体激动药，通过抑制肠壁环肌和纵肌的收缩，增加肠道水分和离子的吸收，增强肛门括约肌静息压力，从而减慢胃肠传输时间，于餐前或活动前服用可预防腹泻。高纤维膳食可增加大便容积、减少结肠内压力和缩短胃肠传输时间，主要用于 IBS-C 患者，并不适用于所有的 IBS 患者，并需注意腹胀等不良反应，如效果不满意，可选择甲基纤维素和欧车前等商品化纤维制剂。腹胀加重的患者可使用乳果糖、山梨醇和聚乙二醇对症处理。

对有腹痛的患者，推荐使用不同类的平滑肌松弛药，如匹维溴铵、奥替溴铵、双环维林和曲美布汀。匹维溴铵是胃肠道高选择性 L 型钙离子通道阻滞药，可以竞争方式与平滑肌细胞膜表面 L 通道的双氢吡啶位点结合，抑制钙离子内流，缩短慢波平台期，消除肠平滑肌的高反应性而缓解 IBS 患者的腹痛、腹泻、便秘，特别是交替出现的腹泻和便秘症状。奥替溴铵是另一种同类药物，在改善患者腹痛腹胀、提高痛阈等方面效果较好。双环维林是罂粟碱类药物，能直接作用于平滑肌细胞和某些肠道兴奋性神经元，抑制兴奋性神经递质的释放，同时它也有部分抗毒蕈碱能活性。曲美布汀是外周阿片肽 δ 受体激动剂，通过阿片肽受体途径促进小肠运动，并可抑制结肠运动。

阿洛司琼是一种选择性的 5-HT$_3$ 受体拮抗药，主要是抑制肠神经系统中非选择性离子通道的 5-HT$_3$ 受体，抑制内脏感觉反射，抑制胃肠道移行性复合运动Ⅲ期运动（MMCⅢ）和结肠动力反应，可以减轻女性 IBS-D 患者的疼痛、排便急迫感和排便频率。但是缺血性肠炎和顽固性便秘是其主要不良事件，一度曾因此撤出市场，目前在严格掌握适应证的情况下使用。

对存在抑郁症状的 IBS 患者可考虑使用抗抑郁药物，不仅能提高患者的情绪，还能改善肠道症状。腹痛的患者有时使用三环类抗抑郁药有效，其剂量低于用于治疗抑郁症的剂量。5-羟色胺再摄取抑制剂（SSRI）是一类新型的抗抑郁药，相对于三环类抗抑郁药物常引起心动过速、低血压、口干、便秘、尿潴留、头晕等反应，其对去甲肾上腺素、多巴胺再摄取影响极小，有较少的毒性和不良反应。主要有以下药物：丁氨苯丙酮、西酞普兰、氟西汀、舍曲林、文拉法辛等。

婴儿双歧杆菌可使各类型排便习惯紊乱的 IBS 患者的症状减少并使其外周血单核细胞的抗炎/前炎症细胞因子的比率正常化，但需进一步的研究。抗生素治疗在有证实的小肠细菌过度生长的 IBS 患者中可能有短期疗效,但由此带来的慢性功能性症状、难辨梭状芽孢杆菌感染、过敏反应以及耐药问题值得关注。

(三)心理和行为治疗

心理社会因素在 IBS 中尽管不是 IBS 发病的直接因素,但在症状诱发和加重、持续化具有重要的作用,采用心理行为干预治疗是 IBS 治疗的重要辅助手段。心理治疗的目的是纠正患者对 IBS 的不良认知和应对策略,提高患者对与疾病发作有关的应激事件的应对能力和耐受,提高患者的生活质量。用于 IBS 的心理治疗包括简短的心理动力治疗、认知行为治疗、认知治疗和催眠治疗。催眠治疗使直肠感觉正常,该疗法在 IBS 的心理治疗中评价最为充分。生物反馈治疗主要用于有排便异常患者的治疗。

六、预后

大约有 30% 的 IBS 患者,其症状在 1 年内缓解,这也归功于安慰剂效应。但是尽管 IBS 的症状缓解了,有部分患者仍有其他的功能性胃肠疾病的症状,因此不好评估胃肠道症状完全缓解的程度。

(郑继统)

第四章 肝脏疾病

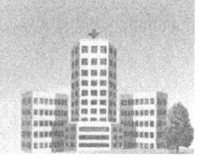

第一节 病毒性肝炎

病毒性肝炎主要有5种，分别为甲、乙、丙、丁、戊型病毒性肝炎。

甲型、戊型肝炎多为急性起病，预后良好，乙型、丙型和丁型肝炎预后较差，部分患者可演变为慢性肝炎、肝硬化，甚至原发性肝癌。

一、甲型肝炎

甲型肝炎系甲型肝炎病毒（HAV）引起的急性肝脏炎症，由患者的潜伏期或急性期粪便、血液中的HAV污染水源、食物及生活密切接触经口进入胃肠道而传播，可暴发或散发流行，病程急骤，预后良好。

（一）病原学

甲型肝炎病毒直径27~32nm，无包膜，球形，有空心和实心两种颗粒。60℃ 1小时不能灭活，100℃ 5分钟可全部灭活。可以感染人的血清型只有一个，因此只有一个检查抗体系统，临床研究表明免疫血清球蛋白可保护HAV感染者。

（二）流行病学

甲型肝炎的流行与社会、经济和卫生因素密切相关。甲型肝炎呈全球性分布，分为高度、中度和低度地方性流行地区。由于HAV主要经粪-口途径传播，甲型肝炎现已成为发展中国家严重的公共卫生隐患。

1. 传染源

甲型肝炎患者和隐性感染者是疾病的主要传染源。甲型肝炎患者起病前2周和起病后1周粪便中排出的HAV数量增多。隐性感染者是很重要的传染源。

2. 传播途径

HAV主要经粪-口途径传播，粪便污染饮用水源、食物、蔬菜、玩具等可导致流行。水源或食物污染可导致暴发性流行。1988年上海31万人的暴发流行是我国历史上最大的一次流行，流行病学调查证实与食用毛蚶密切相关。此外，HAV可通过人-猿接触传播，饲养员接触HAV感染猴后可致HAV感染。

3. 易感人群

抗HAV阴性者对HAV普遍易感。我国80%以上成年人抗HAV-IgG阳性，可通过胎盘将抗HAV-IgG带给胎儿，6个月以下的婴儿均有HAV抗体，6个月后逐渐消失，成为易感者。发病者集中在幼儿和儿童。

（三）病理学及发病机制

1. 病理表现

甲型肝炎主要表现为肝细胞点状坏死、变性和炎症渗出，少数有较明显淤胆，偶见大块性和亚大块性坏死。

2. 发病机制

关于甲型肝炎发病机制的研究较少，病因尚未完全阐明。在病毒侵入消化道黏膜后，有一短暂病毒血症阶段。既往认为HAV对肝细胞有直接损害作用，感染早期HAV大量增殖，肝细胞仅轻微破坏，随后细胞免疫起重要作用。较强的HAV抗原性易激活患者血清$CD8^+T$淋巴细胞，致敏淋巴细胞对HAV感染的肝细胞产生细胞毒性，导致肝细胞变性、坏死。感染后期，HAV抗体产生后通过免疫复合物使肝细胞破坏。

（四）临床特征

1. 潜伏期

2~6周，平均4周。

2. 临床表现

急性甲型肝炎临床表现阶段性较为明显，可分为3期。典型病例的临床表现如下：

（1）黄疸前期：起病急，有畏寒、发热、全身乏力、食欲减退、厌油、恶心、呕吐、腹痛、腹泻，尿色逐渐加深，至本期末呈浓茶色。少数病例以发热、头痛、上呼吸道症状等为主要表现。本期持续1~21天，平均5~7天。

（2）黄疸期：自觉症状有所好转，发热减退，但尿色继续加深，巩膜、皮肤黄染，约在2周内达高峰。大便颜色变浅、皮肤瘙痒、心率缓慢等梗阻性黄疸表现。肝大至肋下1~3cm，有充实感，有压痛及叩击痛。部分病有轻度脾肿大。本期持续2~6周。

（3）恢复期：黄疸逐渐消退，临床症状减轻以至消失，肝脾回缩，肝生化指标逐渐恢复正常。本期持续2周到4个月，平均1个月。

3. 特殊表现

（1）急性重型肝炎：甲型肝炎引起急性重型肝炎较少见，1988—1989年上海发生甲型肝炎暴发流行累及人数达31万人，甲型急性重型肝炎比例为0.15%。在慢性乙型肝炎基础上并发甲型急性重型肝炎危险性较高。甲型急性重型肝炎并发肝性脑病和肝肾综合征是死亡的主要原因。

（2）淤胆型肝炎：少数甲型肝炎可发展为淤胆型肝炎，使病程延长，一般为自限性。

（3）复发性甲型肝炎：有少数甲型肝炎患者在恢复后出现复发的症状和体征，伴肝功能异常和抗HAV-IgM消失后再度上升。这种复发性甲型肝炎常发生于甲型肝炎恢复后1~4个月，但病程自限，预后良好。

（4）重叠感染：甲型肝炎可重叠其他嗜肝病毒感染，我国报道甲、乙型肝炎病毒重叠感染高达12%~15%，也有甲、乙、丙型肝炎病毒重叠感染。

(5) 合并妊娠：一般不影响甲型肝炎的病情和病程，也不增加产科并发症和婴儿畸形的发生率，甲型肝炎一般不通过母婴传播。

（五）实验室检查

1. 粪便检测

RNA 分子杂交及 PCR 法检测 HAV RNA，后者更为灵敏，RT-PCR 法将 HAV RNA 转为 cDNA，再进行 PCR 检测；固相放射免疫法（SPRIA）检测甲型病毒抗原（HAAg），起病前 2 周粪中可检测到，发病后 1 周阳性率 45%，第 2 周仅 12%。该方法可用于识别急性期或无症状感染患者，用于 HAV 感染患者粪便排病毒规律及传染期的观察。

2. 血清抗体检测

（1）抗 HAV-IgM：是临床最可靠的常规检测手段，常用酶联免疫吸附试验（ELISA），血清中抗 HAV-IgM 出现于 HAV 感染的早期（发病后数日），滴度很快升至峰值，持续 2~4 周，并在短期内降至较低水平，通常在 3~6 个月消失（少数可超过 1 年）。因此，抗 HAV-IgM 是甲型肝炎早期诊断最简便、可靠的血清学标志，也是流行病学中区分新近感染（包括临床和无症状的亚临床感染）与既往感染甲型肝炎病毒的有力证据。

（2）抗 HAV-IgG：抗 HAV-IgG 在急性期后期和恢复早期出现，于 2~3 个月内达高峰，然后缓慢下降，持续多年或终身。能区分是新近还是既往感染，主要用于了解人群中既往感染情况及人群中的免疫水平，对流行病学调查更有意义。

3. 常规生化指标检测

外周血白细胞总数正常或偏低，淋巴细胞相对增多，偶见异型淋巴细胞。黄疸前期尿胆原及尿胆红素阳性反应，可作为早期诊断的重要依据。丙氨酸氨基转移酶（ALT）于黄疸前期早期开始升高，血清总胆红素（TBil）在黄疸前期开始升高。ALT 高峰在血清 TBil 高峰之前，一般在黄疸消退后数周恢复正常。

急性黄疸型血清球蛋白常轻度升高，随病情变化逐渐恢复正常。急性无黄疸型和亚临床型患者肝生化指标改变仅以 ALT 轻、中度升高为特点。急性淤胆型者 TBil 显著升高而 ALT 仅轻度升高，同时伴血清碱性磷酸酶（ALP）及谷氨酰转肽酶（GGT）明显升高。

（六）诊断与鉴别诊断

1. 诊断标准

主要依据流行病学史、接触史、临床特点及实验室检查，主要是抗 HAV-IgM 阳性及氨基转移酶升高。"热退黄疸现，临床症状有所减"是本病的早期特征，黄疸前期患者尿色加深是考虑该病的重要线索。若为慢性肝炎患者，通常不考虑该病。

2. 鉴别诊断

黄疸前期需与上呼吸道感染、肠道感染和关节炎等疾病鉴别。急性期需与其他型病毒性肝炎及阻塞性黄疸鉴别。

（七）治疗及预后

甲型肝炎为自限性疾病，无须特殊治疗。该病预后良好，通常在 2~4 个月内恢复，少数病程可延长或有反复，但最终可痊愈，该病不会转为慢性肝炎，病死率极低。

（八）预防

早期发现，早期隔离，自发病日开始，隔离3周。幼儿园等机构除病儿隔离外，接触者医学观察45天。强调改善居住和卫生条件，提高群众卫生意识。餐前便后勤洗手，加强水源、饮食和粪便的管理。密切接触者，可予免疫球蛋白（人血丙种球蛋白）被动免疫，0.02~0.05mL/kg，尽早注射，治疗时间应≥2周。灭活和减毒疫苗已研制成功，接种者可产生有效的抗体反应，在国内已生产和推广。在高发地区接种疫苗，可形成免疫屏障，明显降低发生率。目前对学龄前儿童普遍接种，对高危人群亦接种疫苗，是我国控制甲型肝炎流行的主要手段。

二、乙型肝炎

常致慢性感染，最终形成肝硬化和肝癌，是严重危害我国人民健康的重要传染病。

（一）病原学

乙型肝炎病毒（HBV）是脱氧核糖核酸病毒，属嗜肝DNA病毒。完整的病毒颗粒（Dane颗粒）在1970年由Dane在电镜下发现，直径约42nm，分为包膜（HBsAg）及核心（core），后者由核衣壳（HBcAg）及其所含的病毒DNA基因组、DNA聚合酶、HBeAg等组成。HBV基因组结构独特，是一个仅约3.2kb的部分双链环形DNA。较长的一链因与病毒mRNA互补，按惯例将其定为负性，较短的一链则定为正极性。负链核苷酸序列至少有4个开放阅读框架（ORF），即C、P、S和X基因，分别编码核壳、聚合酶、包膜蛋白、X蛋白以及调节病毒蛋白的转录水平。采用HBV DNA转染肝癌细胞株在体外能分泌HBV颗粒及各种抗原，供实验室研究，HBV转基因小鼠也可作为一个整体模型对HBV进行研究。

（二）流行病学

HBV感染是严重的公共卫生问题。虽然HBV感染呈世界性分布，但不同地区的HBV流行率差异较大。虽然我国属HBV高地方性流行地区，但各地人群HBsAg流行率分布并不一致。

1. 传染源

急性、慢性乙型肝炎患者和病毒携带者，特别是无症状携带者是乙型肝炎的主要传染源，通过血液和体液排出病毒，其传染性贯穿于整个病程。

2. 传播途径

HBV主要经血、血制品、母婴、破损的皮肤和黏膜以及性传播。围生（产）期传播是母婴传播的主要方式，多在分娩时接触HBV阳性母亲的血液和体液传播。经皮肤黏膜传播主要发生于使用未经严格消毒的医疗器械、注射器、有创性诊疗操作、手术及静脉内滥用毒品等。其他如修足、文身、扎耳环孔、医务人员工作中的意外暴露、共用剃须刀和牙刷等也可传播。与HBV阳性者性接触，特别是有多个性伴侣者，其感染HBV的危险性增高。由于严格实施对献血员进行HBsAg筛查，经输血或血液制品引起的HBV感染已较少发生。

HBV不经呼吸道和消化道传播，因此，日常学习、工作或生活接触，如同一办公室工作（包括共用计算机等办公用品）、握手、拥抱、同住一宿舍、同一餐厅用餐和共用厕所等无血液暴露的接触，一般不会传染HBV。

3. 易感者

人群普遍易感。随着年龄增长，通过隐性感染获得免疫的比例逐渐增加，故HBV感染多发生于婴幼儿及青少年。到成年以后，除少数易感者以外，已感染 HBV 的人多已成为慢性或潜伏性感染者。到中年后，无症状 HBsAg 携带者随着 HBV 感染的逐步消失而减少。

（三）病理及发病机制

1. 病理变化

急性乙型肝炎病理表现为肝小叶内坏死、变性和炎症反应。病变严重时，在中央静脉与门静脉之间形成融合性带状坏死，提示预后不良或转化为慢性活动性肝炎。急性肝炎一般无毛玻璃样细胞，免疫组织化学常无 HBcAg 和 HBsAg。

2. 发病机制

乙型肝炎发病机制极为复杂，迄今尚未完全阐明。目前主要认为，HBV 侵入人体后，未被单核-吞噬细胞系统清除的病毒到达肝脏，病毒包膜与肝细胞膜融合，导致病毒侵入肝细胞后开始复制。一般认为 HBV 不直接损害肝细胞，而是通过宿主免疫应答引起肝细胞的损伤和破坏，导致相应的临床表现。由于宿主不同的免疫反应（包括个体的遗传和代谢差异），HBV 感染的临床表现和转归也各有不同。

（四）临床特征

1. 潜伏期

1~6 个月，平均 2 个月左右。

2. 临床表现

分为急性黄疸型、急性无黄疸型和急性淤胆型肝炎，临床表现与甲型肝炎相似，多呈自限性（占 90%~95%），常在半年内痊愈。

（五）实验室检查

1. 肝生化功能检查

可反映肝脏损害的严重程度，ALT、AST 升高，急性期增高幅度低于甲型肝炎水平。病原学诊断要依靠 HBV 抗原抗体和病毒核酸的检测。

2. HBV 血清标志物的检测

（1）HBsAg：在 HBV 感染者中出现最早，1~2 周、最迟 11~12 周可被检出，滴度最高，是乙型肝炎早期诊断的重要标志。典型急性乙型肝炎，潜伏期先出现 HBsAg，经 2~6 周才出现肝炎临床症状、体征及肝功能异常，在血中可持续 1~2 个月，于恢复期消失，若持续 6 个月以上，常发展为慢性肝炎。除见于急慢性乙型肝炎外，尚可在 HBsAg 携带者、肝炎后肝硬化和肝细胞癌患者中检测到。HBsAg 阳性表示存在 HBV 感染，但 HBsAg 阴性不能排除 HBV 感染。

（2）抗 HBsAg：是一种保护性抗体，能清除病毒，防止 HBV 感染，在急性乙型肝炎中最晚出现（发病后 3 个月），提示疾病恢复。在暴发型肝炎中抗 HBsAg 常呈高滴度，并与 HBsAg 形成免疫复合物，是致肝细胞块状坏死的原因之一。接种乙型肝炎疫苗后，可出现抗 HBsAg，可作为评价乙型肝炎疫苗是否接种成功的重要标志。值得一提的是，HBsAg 和抗 HBsAg 同时阳性，提示形成免疫复合物、HBV 多种亚型感染的结果或机体免疫紊乱所致。

（3）HBeAg：伴随 HBsAg 后出现，若 HBeAg 持续阳性表明 HBV 活动性复制，提示传染性大，容易发展为慢性肝炎，可作为抗病毒药物疗效考核指标之一。

（4）抗 HBe：急性乙型肝炎时，抗 HBe 示病情恢复，病毒复制减少或终止；抗 HBe 持续阳性提示 HBV 复制处于低水平，HBV DNA 可能已和宿主 DNA 整合，并长期潜伏；或因出现前 C 区突变，

HBeAg 不能表达。HBeAg 与抗 HBe 的转换有时是由前 C 区突变所致，而并非完全是感染减轻。

（5）HBcAg：一般不能在血清中检测到，多数存在于 Dane 颗粒内，少数游离者也被高滴度抗 HBc 形成免疫复合物，需用去垢剂处理使 HBcAg 暴露后再检测。它是乙型肝炎传染性和病毒复制的标志，是肝细胞损害的靶抗原，与病情活动有关。

（6）抗 HBc：抗 HBc 总抗体在 HBV 感染后早期出现，呈高滴度，可持续 5 年甚至更长。滴度在 1∶100 以上，结合肝功能可作为乙型肝炎诊断的依据，对 HBsAg 阴性的急性乙型肝炎，抗 HBc 高滴度有诊断意义；由于抗体持续时间长，常用于流行病学调查，是疫苗安全性观察指标。抗 HBc-IgM 阳性提示 HBV 活动性复制，是诊断急性乙型肝炎的主要依据，慢性乙型肝炎活动期呈阳性，缓解期可消失。抗 HBc-IgG 可持续存在，暴发型肝炎时抗体呈高滴度。

3. HBV DNA 检测

国际上推荐 Roche Cobas Taqman 法检测，其最低检测值为 50IU/mL（约等于 300 拷贝/毫升）。我国常用实时荧光定量 PCR 法，最低检测值为 1 000 拷贝/毫升，灵敏性和准确率较低。

4. HBV 基因分型及耐药变异检测

HBV 基因分型和耐药变异的检测方法有：特异性引物 PCR 法、限制性片段长度多态性分析法、线性探针反向杂交法和基因测序等。

（六）诊断与鉴别诊断

1. **诊断标准**

追问病史，可有输血史或血制品、其他药物注射史；急性肝炎的临床表现；肝生化指标，特别是 ALT 和 AST 升高，伴或不伴胆红素升高；急性期 HBsAg 阳性，可伴有短暂 HBeAg、HBV DNA 阳性；抗 HBc IgM 高滴度阳性，抗 HBc IgG 低滴度阳性；恢复期 HBsAg 和抗 HBc-IgM 低滴度下降，最后转为阴性，若患者发病前 6 个月以内证实乙型肝炎血清标记物阴性，则更支持急性乙型肝炎的诊断。

2. **鉴别诊断**

需与其他病因的病毒性肝炎、药物或中毒性肝炎区别，主要依据流行病史、服药史和血清学标记物鉴别。

（七）治疗

急性乙型肝炎多能自愈，无须特殊药物治疗。患者只需适当休息、平衡饮食，只有在必要时，根据临床症状对症支持治疗。

（八）预防

1. **管理传染源**

除抗 HBs 阳性且 HBV DNA 阴性者，其余血清 HBV 标志物阳性者不能献血，避免从事餐饮及幼托工作。

2. **切断传播途径**

防治血液及体液传播，保护易感人群。

3. **接种乙型肝炎疫苗**

是预防 HBV 感染的最有效方法。乙型肝炎疫苗的接种对象主要是新生儿，其次为婴幼儿，15 岁以下未免疫人群和高危人群（如医务人员、经常接触血液的人员、托幼机构工作人员等），其中新生儿在出生 12 小时内注射乙型肝炎免疫球蛋白（HBIG）和乙型肝炎疫苗后，可接受 HBsAg 阳性母亲的哺乳。

乙型肝炎疫苗免疫在接种前不筛查 HBV 感染标志物是安全的。乙型肝炎疫苗全程需接种 3 针,按照 0、1、6 个月程序,即接种第 1 针疫苗间隔 1 个月及 6 个月注射第 2 和第 3 针疫苗。新生儿接种乙型肝炎疫苗要求在出生后 24 小时内接种,越早越好。接种部位新生儿为臀前部外侧肌肉内,儿童和成人在上臂三角肌中部肌内注射。

接种乙型肝炎疫苗后有抗体应答者的保护效果一般至少可持续 12 年,因此一般人群不需要进行抗-HBs 监测或一般人群不需行抗-HBs 监测或加强免疫。但对高危人群可进行抗-HBs 监测,如抗-HBs<10mIU/mL,可予加强免疫。

对乙型肝炎疫苗无应答者,应增加疫苗的接种剂量(如 60μg)和针次,对 3 针免疫程序无应答者可再接种 3 针或 1 针 60μg 重组酵母乙型肝炎疫苗,并于第 2 次接种 3 针或 1 针 60μg 乙型肝炎疫苗后 1~2 个月检测血清中抗-HBs,如仍无应答,可再接种 1 针 60μg 重组酵母乙型肝炎疫苗。

意外暴露的人群中,若已接种过乙型肝炎疫苗,且已知抗-HBs≥10IU/L 者,可不进行特殊处理。如未接种过乙型肝炎疫苗,或虽接种过乙型肝炎疫苗,但抗-HBs<10IU/L 或抗-HBs 水平不详,应立即注射 HBIG 200~400IU,并同时在不同部位接种 1 针乙型肝炎疫苗(20μg),于 1 个月和 6 个月后分别接种第 2 和第 3 针乙型肝炎疫苗(各 20μg)。

三、丙型肝炎

(一)病原学

丙型肝炎病毒(HCV)是包膜呈球形的 RNA 病毒,免疫电镜下其直径为 55~65nm。HCV 属黄病毒家族成员,均含有单股正链 RNA 基因组。其复制方式与黄病毒家族病毒相似,以正链 RNA 基因组作为病毒复制的模板,复制成负链 RNA,再转录成多个正链 RNA。对世界各地 HCV 分离株的部分或全序列分析,发现各分离株的基因组序列存在差异,有明显异质性。

(二)流行病学

1. 传染源

丙型肝炎的主要传染源是潜伏期患者,急性丙型肝炎、亚临床型和慢性丙型肝炎患者和无症状携带者。

2. 传播途径

(1)血液传播:HCV 感染经血或血制品传播。

(2)医源性传播:医疗器械、针头、针灸用品均可感染丙型肝炎。拔牙和文眉者也可感染丙型肝炎,这些均与接触传染性血液有关。

(3)性接触传播:研究报道,无输血史的丙型肝炎患者中,有性接触或家庭内肝炎接触史者颇为多见,丙型肝炎发病与接触新的性伙伴明显相关。有资料表明,在精液及阴道分泌液中均有 HCV 存在,这说明存在 HCV 性传播的可能。

(4)母婴传播:HCV RNA 阳性母亲将 HCV 传播给新生儿的危险性为 5%~10%。合并 HIV 感染时,传播的危险性增至 20%。HCV 载量高低与母婴传播的危险性大小直接相关。

(5)日常生活接触传播:一般日常生活或工作接触不会传播 HCV。接吻、拥抱、喷嚏、咳嗽、食物、饮水、共用餐具和水杯等,由于无皮肤破损及血液暴露,一般不会传播 HCV。

3. 高危人群

主要是受血者、血透患者、静脉药瘾者、HIV 感染者和 HCV 阳性孕妇所生的婴儿,密切接触传染性血液的医护人员、检验人员和丙型肝炎患者家属的发病率相对较高。

（三）病理及发病机制

1. 病理变化

急性丙型肝炎镜下可见灶性坏死、气球样变和嗜酸性小体。严重者可见桥接样坏死和肝细胞再生，门管区炎性细胞增加、淋巴细胞聚集和胆管损伤等，但程度明显低于慢性丙型肝炎。

2. 发病机制

HCV致肝细胞损伤的机制主要有：HCV直接杀伤作用；宿主免疫因素；自身免疫；细胞凋亡。HCV感染者半数以上可转为慢性。

（四）临床特征

1. 潜伏期

病毒感染后的潜伏期为21~84天，平均50天左右。

2. 临床表现

急性HCV感染初期多数为无明显临床症状和体征，部分患者可出现ALT轻度升高或黄疸，极少数可发生急性重型肝炎。在急性感染中，80%~85%不能清除病毒，而进入慢性持续性感染，其中25%~35%患者缓慢发展并进入终末期肝病，在30~40年后1%~2.5%可发展为肝细胞癌（HCC）患者。无论在急性或慢性感染者中均有部分患者可自行恢复，特别是儿童和妇女。

急性丙型肝炎多数为无黄疸型肝炎。起病较缓慢，常无发热，仅轻度消化道症状，伴ALT异常；少数为黄疸型肝炎；发热者占7%。黄疸呈轻度或中度；急性丙型肝炎中约有15%为急性自限性肝炎，在急性期ALT升高；HCV RNA阳性和抗HCV阳性；经1~3个月黄疸消退，ALT恢复正常；常在ALT恢复前HCV RNA转阴，病毒持续阴性，抗HCV滴度也逐渐降低，仅少数病例临床症状明显。

（五）实验室检查

除常规肝生化指标，常用于HCV的特异诊断有抗HCV和HCV RNA以及HCV基因型。目前常用的第二代、第三代重组免疫印迹试验与HCV RNA的符合率较高。国内多采用HCV荧光RT-PCR试剂盒检测HCV RNA定量，有助于评估HCV复制水平和评价抗病毒治疗疗效。基因分型用于预测临床治疗的效果及最佳治疗时限。

（六）诊断与鉴别诊断

依据病史、临床表现、常规实验室检查及特异性血清病原学确诊。主要与肝外梗阻性黄疸、溶血性黄疸等其他原因引起的黄疸以及药物性肝炎、急性结石性胆管炎等其他原因引起的肝炎鉴别。

对急、慢性HCV感染的鉴别依靠临床表现及抗-HCV和HCV RNA的变化。急性感染，HCV RNA先于抗-HCV出现，通常在感染后的第2周出现，抗HCV通常在8~12周后出现。

（七）治疗

急性丙型肝炎中有60%~85%者会转为慢性，比率远高于急性乙型肝炎，早期抗病毒治疗，可有效阻断其慢性发展。临床发病后1个月内，血清ALT持续升高、HCV RNA阳性的急性丙型肝炎患者应及早给予IFN-α联合利巴韦林抗病毒治疗。

（八）预防

严格筛选献血者，推行安全注射和安全有创操作是有效的预防措施。目前还缺乏有效的预防性疫苗。暴露后预防也缺乏有效的措施。

四、丁型肝炎

（一）病原学

丁型肝炎病毒（HDV）属 RNA 病毒，颗粒呈球形，其外壳是嗜肝 DNA 病毒表面抗原，即人类 HBsAg，内部有 HDAg 和 HDV 基因组。HDV 是缺陷性病毒，其复制需要 HBV、土拨鼠肝炎病毒（WHV）等嗜肝 DNA 的辅佐，为 HDV 提供外膜蛋白。

（二）流行病学

1. 传染源

主要是急、慢性丁型肝炎患者和 HDV 携带者。

2. 传播途径

HDV 的传播方式与 HBV 相同，输血和血制品是传播 HDV 的最重要途径之一，也可经性、母婴传播。HDV 感染一般与 HBV 感染同时发生或继发于 HBV 感染。我国 HDV 传播以生活密切接触为主。

3. 易感人群

与 HBV 感染的易感人群相同。若感染人群已受到 HBV 感染，则有利于 HDV 复制，易感性更强。

（三）病理及发病机制

1. 病理表现

HDV 感染的病理表现与 HBV 基本相似，HDV 以肝细胞嗜酸性变及微泡状脂肪变性，伴肝细胞水肿、炎性细胞浸润及门管区炎症反应为特征。重型肝炎时，可见大块肝细胞坏死，残留肝细胞微泡状脂肪变性、假胆管样肝细胞再生及门管区炎症加重。

2. 发病机制

病情较重的 HDV 感染病理表现说明 HDV 具有直接致细胞病变作用；同时 HDV 复制的免疫应答在肝脏损伤机制中可能起重要作用，因此可能存在免疫介导的肝脏损伤。

（四）临床特征

1. 同时感染

HDV 和 HBV 同时感染可导致急性丁型肝炎，但也可在 HBV 感染基础上重叠 HDV 感染。潜伏期 6~12 周；病程可先后发生 2 次肝功能损害，期间间隔 2~4 周，血清 TBil、ALT、AST 升高。整个病程较短，随 HBV 感染的终止，HDV 也随之终止，预后良好，极少向重型肝炎发展。

2. 重叠感染

HDV 和 HBV 重叠感染的潜伏期 3~4 周。无症状的慢性 HBV/HBsAg 携带者重叠 HDV 感染的临床表现与急性肝炎发作类似，有时病情较重，ALT、AST 常持续升高数月，或血清 TBil 及氨基转移酶呈双峰曲线升高，易发展成慢性肝炎，甚至肝硬化。当血清中出现 HDAg 时，HBsAg 滴度可能下降；因绝大多数患者发展为慢性感染，血清中一般可持续检测到 HDAg 和 HDV RNA；高滴度抗-HDV IgM 和 IgG 可长期持续存在。有研究发现，丁型肝炎与原发性肝癌可能存在相关性。

（五）实验室检查

1. 抗 HDV

常规检测丁型肝炎用免疫酶法或放射免疫法，敏感性和特异性较高。

2. HDAg

放射免疫法检测血清 HDAg，有助于早期诊断。

3. HDV RNA

cDNA 探针斑点杂交法可检测血清 HDV RNA，RT-PCR 检测 HDV RNA 的敏感性较高。

（六）诊断

根据病史，HBV、HDV 血清标志物以及肝生化指标综合分析。必要时可行肝穿刺活检术，并检测肝组织内病毒抗原。

（七）治疗

HDV 与 HBV 感染所致的急性肝炎多为自限性，无须特殊治疗。

（八）预防

HDV 感染必须有 HBV 辅助，预防乙型肝炎的措施也可预防丁型肝炎，包括对献血员及血制品进行 HBsAg 筛查，减少 HBV 感染的机会。广泛接种 HBV 疫苗，既可预防 HBV 感染，又可预防 HBV/HDV 联合感染；对 HBV 患者和 HBsAg 携带者进行健康教育，以减少 HDV 重叠感染的机会。

五、戊型肝炎

（一）病原学

戊型肝炎病毒（HEV）是二十面对称体圆球形颗粒，直径 27~38nm，无包膜，基因组为线状单正链 RNA。目前认为，HEV 存在 4 个基因型，1、2 型主要在亚洲发展中国家，毒力较强，多为水源性传播，易感人群主要是年轻人。

（二）流行病学

1. 传染源

潜伏期末及急性期初的戊型肝炎患者传染性最强，其粪便中的病毒量较多。动物是否作为传染源尚待进一步研究，但流行病学研究显示，接触猪的人群，HEV 流行率较高。

2. 传播途径

粪-口途径为主，多数戊肝流行与饮用被人粪便污染的水（水型流行）有关。1986 年至 1988 年我国新疆流行的戊型肝炎是迄今为止世界上最大的一次水源性暴发流行，累及患者数高达 12 万人，持续流行将近 2 年。也可经食物传播，经日常生活接触传播也有报道，但较甲型肝炎少见。发达国家的病例多为输入性传播。HEV 经血和母婴传播较为罕见。

3. 易感人群

普遍易感，青壮年发病率较高，儿童、老人发病率较低。感染后可获得一定免疫力，但不太持久，幼年感染后至成人后仍可再次感染。

（三）病理及发病机制

戊型肝炎肝组织学特点是门管区炎症，库普弗细胞增生，肝细胞气球样变性，形成双核，胞质及毛细胆管胆汁淤积，几乎 50% 以上的患者表现为明显淤胆。该病毒由肠道侵入肝脏后进行复制，细胞免疫介导的肝细胞损伤是主要原因，但其具体发病机制尚不清楚。

(四) 临床特点

1. 潜伏期

本病潜伏期 15~75 天，平均 40 天。

2. 临床表现

戊型肝炎的临床表现与甲型肝炎极为相似，可表现为亚临床型、急性黄疸型、急性无黄疸型、淤胆型和重型。

（1）急性黄疸型：临床多见，达 85% 以上，远高于甲型肝炎。黄疸前期：绝大多数患者起病急，约半数患者有发热、畏寒、咳嗽等上呼吸道感染症状，1/3 患者伴有关节痛，继而出现恶心、呕吐、厌油、腹泻、腹胀等消化道不适症状，尿色逐渐加深，此期一般持续数日至 2 周，平均 10 天。黄疸期：尿色呈进行性加深，巩膜黄染、皮肤黄疸，胆汁淤积症状较明显，粪便呈灰白色、皮肤瘙痒较多见，80% 患者有不同程度的肝大，伴有压痛及叩击痛，约 10% 患者可见脾肿大。此期一般持续 10~30 天，老年患者可达 2 个月以上；恢复期：自觉症状逐渐改善，黄疸逐渐消退，此期一般持续 2~4 周。

（2）急性无黄疸型：临床表现除不出现黄疸外，其余与急性黄疸型相似，但临床症状轻微，部分患者无任何临床症状，呈亚临床型感染。

（3）淤胆型：淤胆型戊型肝炎较常见，发病率高于甲型肝炎，临床表现与甲型肝炎基本相似。

（4）重型：重型戊型肝炎约占 5%，较甲型肝炎多见，发病初期常类似急性黄疸型肝炎，但病情迅速发展，表现出急性重型肝炎和亚急性重型肝炎的临床过程，病情严重，预后较差。使戊型肝炎发生重型转变的危险因素主要为合并 HBV 感染、妊娠以及年老。

(五) 实验室检查

1. 抗 HEV IgM 和抗 HEV IgG

抗 HEV IgM 在发病早期（3 个月内）由阳性转为阴性是近期感染 HEV 的标志，抗 HEV IgG 在发病早期也可出现，可作为感染急性戊型肝炎的标志。若急性期抗 HEV IgG 滴度较高，随病程发展呈动态变化，则可诊断急性 HEV 感染。

2. HEV RNA

在发病早期，通过 RT-PCR 采集血液或粪便标本检测到 HEV RNA 可明确诊断。

(六) 诊断与鉴别诊断

HEV 主要经粪-口途径传播，多有饮用生水史、生食史、接触戊型肝炎患者史或戊型肝炎流行地区旅游史。抗 HEV IgM、抗 HEV IgG 可作为感染急性戊型肝炎的标志，但抗 HEV IgM 常有假阳性，值得临床医师重视。血液或粪便标本检测到 HEV RNA 可明确诊断。

戊型肝炎临床表现与甲型肝炎极为相似，主要依据血清免疫学诊断结果予以鉴别。同时应与其他能引起血清 ALT、胆红素升高的疾病鉴别，如中毒性肝炎（药物或毒物）、传染性单核细胞增多症、钩端螺旋体病、胆石症等。临床上需详细询问流行病学史（如用药史、不良饮食习惯、疫区居住、旅游等）、特异性病原学诊断、B 超检查等有助于鉴别诊断。

(七) 治疗

本病治疗原则与甲型肝炎类似，无特殊治疗方案。急性期予对症支持。戊型肝炎孕妇虽不用终止妊娠，但易发生重型肝炎，应密切观察病情变化，及时发现，及时对症治疗，以免病情加重。

（八）预防

本病预防重在切断传播途径，注意环境、食品及个人卫生。目前尚无商业化的戊型肝炎疫苗。

（陈 群）

第二节 药物性肝病

药物性肝病或药物性肝损（drug-induced liver injury，DILI）是临床常见的肝脏疾病之一，但在我国尚缺乏有关的流行病学资料。据国外资料，DILI 占黄疸住院患者的 2%~5%，约占所谓"急性肝炎"住院患者的 10%，在老年肝病中可占 20% 以上。在美国，每年发生急性肝功能衰竭（ALF）约 2 000 余例，其中 50% 以上由药物引起，其中 36% 为非甾体类消炎药引起，特别是对乙酰氨基酚。

一、肝脏的药物代谢

第Ⅰ相反应（phase Ⅰ reaction）为非极性（脂溶性）药物通过氧化、还原和水解等反应，生成极性基团。Ⅰ相代谢酶细胞色素 P450（cytochrome P450，以下称 CYP450）的氧化反应极为活跃，几乎能代谢所有脂溶性药物，但同时也会产生有毒性的活性代谢中间产物。由于肝脏的 CYP450 活性为其他脏器的数十倍，故药物有害反应最易导致肝脏损害。第Ⅱ相反应（phase Ⅱ reaction）为上述生成物与内源性高极性化合物结合，生成水溶性高、易于排泄的代谢产物。第Ⅲ相为药物或代谢产物经肝细胞转运分泌并由胆汁排泄的过程。

二、药物性肝病的发生机制

药物性肝病可分为可预测性和不可预测性两种。前者主要是药物的直接毒性作用所致，一般通过自由基或代谢中间产物导致细胞膜脂质过氧化、从而产生肝细胞损伤，也可通过改变细胞膜或细胞内分子结构、激活凋亡途径等导致肝损伤。直接毒性有一定规律，常可预测，毒性与剂量成正比，自暴露于药物到出现肝损之间潜伏期通常较短，诊断相对较为容易。

大多数药物性肝病系不可预测性，根据其发生机制又可以分为代谢特异体质（metabolic idiosyncrasy）和过敏特异体质（hypersensitive idiosyncrasy）两类。越来越多的证据表明，代谢特异质与个体的 CYP450 遗传多态性密切相关。而过敏特异质或免疫介导的药物性肝损害，通常是药物中间代谢物通过抗原递呈细胞（如树突状细胞）作用，经 HLA-Ⅰ类抗原激活特异性细胞毒性 T 淋巴细胞从而导致肝细胞损伤；另一途径为中间代谢产物与细胞内蛋白分子结合形成加合物，通过抗原提呈细胞作用并经 HLA-Ⅱ类抗原激活 B 淋巴细胞，使之产生抗加合物抗体，最终经抗体/补体依赖性细胞毒介导肝细胞损伤。本类药物性肝损伤与剂量无关、不可预测、潜伏期不定、诊断较难。

三、药物性肝病的病理学

药物性肝病的病理表现复杂多样，可类似所有已知类型的急和慢性肝损伤。但肝活检对肝功能试验异常的鉴别诊断，特别是除外药物性肝病方面具有一定意义。药物性肝损害组织学的一般特征：①局灶性（小叶中央）边界较为明显的坏死和脂肪变性，坏死灶严重程度与临床表现不成比例；②汇管区炎症程度较轻，可能有胆管破坏性病变；③多数为嗜中性细胞或嗜酸性细胞浸润；④类上皮肉芽肿形成；

⑤微泡性脂肪变（线粒体损伤）和脂肪性肝炎。

药物性肝损伤另一个作用靶位是肝窦内皮细胞，这些细胞受损时可导致肝窦阻塞综合征（sinusoidal obstruction syndrome，SOS），也成为肝小静脉阻塞性疾病（veno-occlusive disease，VOD）。大剂量的化疗药物（如环磷酰胺、白介素等）和含有吡咯双烷类生物碱的中草药可导致此类肝损伤。

四、药物性肝病的临床分类及临床表现

（一）临床分类

不同药物引起的肝病组织学、临床表现和生物化学特征可有所不同，大致分类如下（表4-1）。

表4-1 药物性肝病的临床分类

分类	相关药物举例
急性药物性肝病	
急性肝细胞性损伤	氟烷、对氨基乙酰酚、四环素等
急性胆汁瘀积性损伤	同化激素、甾体类避孕药、氯霉素、红霉素酯
混合性肝细胞胆汁瘀积性损伤	异烟肼、环氟拉嗪
亚急性药物性肝损伤	辛可芬、异丙异烟肼、甲基多巴等
慢性药物性肝病	
慢性肝实质损伤	
慢性肝炎	
Ⅰ型	氯美辛、呋喃妥英、甲基多巴、二甲基四环素、酚丁
Ⅱ型	替尼酸、肼屈嗪、氟烷
Ⅲ型	苯壬四烯酯、磺胺药
Ⅳ型	对乙酰氨基酚、阿司匹林、异烟肼
脂肪变性	2-丙基戊酸纳
磷脂沉积症	哌克昔林、胺碘酮、已烷雌酚胺乙醚（Coralgil）
肝纤维化和肝硬化	甲氨蝶呤
慢性胆汁瘀积	
肝内胆汁瘀积	有机砷、氯丙嗪
胆管硬化	5-氟去氧尿苷、福尔马林
血管病变	
肝静脉血栓	甾体类避孕药
静脉闭塞性疾病	吡咯双烷生物碱、乌拉坦等
紫癜性肝病	同化激素、甾体类避孕药
非肝硬化性门脉高压	化疗药、免疫抑制药、无机砷
肿瘤	甾体类避孕药

（二）临床表现

1. 急性药物性肝病

急性药物性肝病可以是肝细胞性、胆汁瘀积性或两者混合性，还有不少表现为亚临床性肝损伤。通常临床表现如表4-2所示。

表4-2 急性药物性肝损伤的全身表现

全身表现	有关药物
变态反应	
发热、皮疹、嗜酸细胞增多	氨苯砜、舒林酸、苯妥英钠
假性单核细胞增多症	对氨基水杨酸、苯妥英钠、舒林酸
淋巴结增生、淋巴细胞增多和异形淋巴细胞	
抗核抗体	甲基多巴、呋喃妥因、酚丁、米诺环素
LE因子	
抗微粒体抗体	氯塞苯氧酸、双肼屈嗪、氟烷
造血系统	保泰松、苯妥英钠
骨髓损伤	
再生障碍性贫血	
血小板减少症	
溶血性贫血	
肾损伤	甲氧氟烷、舒林酸、苯茚二酮
胃肠道（溃疡、胰腺炎）	保泰松、四环素

（1）急性肝细胞性损伤：急性肝细胞性损伤的病理表现为坏死、脂肪变或两者均有。其生化表现为血清 ALT 和 AST 水平升高（8~200 倍 ULN），ALP 水平轻度增高（低于 3 倍 ULN），血胆固醇水平通常正常或降低。

主要临床表现为乏力、不适、恶心和黄疸，黄疸可能是最早的肝损伤表现，类似病毒性肝炎。严重者可表现为急性和亚急性肝衰竭，包括深度黄疸、出血倾向、腹腔积液、昏迷和死亡。少数类似传染性单核细胞增多症，即急性肝细胞损伤伴有淋巴结肿大、淋巴细胞增多以及异型淋巴细胞的假性单核细胞增多症。

（2）胆汁瘀积性损伤：药物诱导的胆汁瘀积性损伤包括两种主要的病变类型，其生化特征均可类似于肝外梗阻性黄疸。通常不发生肝衰竭，急性期预后良好。死亡往往是原有疾病的结果，极少由肝损伤引起。

a. 单纯性胆汁瘀积：可由氯丙嗪、红霉素酯等药物引起。主要病变为胆管损伤，临床表现为黄疸明显和瘙痒；而转氨酶水平只有轻度升高，通常低于 5 倍 ULN，ALP 水平升高不超过 2 倍 ULN，胆固醇水平通常正常。因 ALP 升高相对轻微，可与完全梗阻性黄疸相鉴别。

b. 炎症性胆汁瘀积：多由同化激素和甾体类避孕药引起，主动病变为毛细胆管损伤，转氨酶升高不超过 8 倍 ULN，ALP 相对升高，通常超过 3 倍 ULN，胆固醇通常升高，临床与生化表现几乎同完全性肝外梗阻，故应注意鉴别。

（3）混合性肝细胞性胆汁瘀积损伤：药物诱导混合型黄疸可能主要是肝细胞性黄疸伴胆汁瘀积，混合性损伤更具有药物诱导损伤特征。应该注意的是，在药物撤除之后，部分胆汁瘀积性损伤可持续 1 年之久，并且偶可发生胆管消失综合征。

（4）亚临床肝损伤：常仅表现为血清酶水平升高。一些药物可引起转氨酶和（或）ALP 水平升高，其发生率为 5%~50%，大多仅轻微升高（<3 倍 ULN），通常不会进展或在继续用药情况下自行缓解。但是对于已知有肝毒性的药物应监测血清酶水平，当酶水平升高至 3~5 倍 ULN 时则应停药。

2. 亚急性药物性肝损伤

亚急性肝坏死综合征的特点是严重的进行性肝损害,伴深度黄疸和肝硬化表现。其发展比急性损伤慢,又比慢性肝炎进展快。

3. 慢性药物性肝病

据统计,即使撤除引起肝损伤的药物,仍有6%左右的患者可发生慢性肝病。慢性药物性肝病包括肝实质损伤、胆汁瘀积、血管病变、肿瘤、肉芽肿性病变和间质病变(表4-1)。

4. 中草药的肝脏毒性问题

当前,应用植物药及其瘦身或保健品引起的肝脏损害报道越来越多。现已发现至少有60种以上的中草药制剂能引起肝脏损害,临床上所见中草药所致肝损害病例中以治疗皮肤病、关节炎及乳腺增生(或其他部位结节)的方剂或成药较常见。文献报道在女性患者中肝脏毒性较为常见,多数患者的年龄在45~58岁,仅少数发生在年龄较大的人群,说明老龄本身可能不是草药肝脏毒性的危险因素。临床报道的草药相关肝损的临床病理类型见表4-3。另外,国外有文献报道认为白鲜皮(Dictamnus dasycarpus Turcz)、牡丹皮(Paeonia suffructicosa Andr)、黄芩(Scutellaria baicalensis Georgi)及柴胡(Bupleurum chinense DC)等中草药亦可导致肝损害。

表4-3 临床报道的草药相关肝损害的临床病理类型

临床病理类型	起因药
自身免疫性肝炎	小柴胡汤(Syo-saiko-tu)
	麻黄(Ma-huang)
慢性肝炎/肝纤维化	大白屈菜(Greater celandine)
	石蚕属植物(Germander)
	金不换(Jin Bu Huan)
	小柴胡汤(Syo-saiko-tu)
肝硬化	阔叶灌丛叶(Chapparal)
	大白屈菜(Greater celandine)
	石蚕属植物(Germander)
	金不换(Jin Bu Huan)
胆汁瘀积,胆管损伤	鼠李糖(Cascara sagrada)
	阔叶灌丛叶(Chapparal)
	大白屈菜(Greater celandine)
	金不换(lin Bu Huan)
	小柴胡汤(Syo-saiko-tu)
急性肝功能衰竭	蓟胶(Atractylis gummifera)
	苍术苷(Callilepsis laureola)
	阔叶灌丛叶(Chapparal)
	石蚕属植物(Germander)
	薄荷(Pennyroyal)
巨细胞性肝炎	Isabgol
巨块性肝坏死	大白屈菜(Greater celandine)
	石蚕属植物(Germander)
	薄荷(Pennyroyal)
	小柴胡汤(Syo-saiko-tu)

续 表

临床病理类型	起因药
小静脉狭窄（常导致线粒体损伤）	楝子油（Margosa oil）
	小柴胡汤（Syo-saiko-tu）
血管损伤：肝静脉闭塞性疾病	吡咯双烷生物碱（Pyrrolizidine alkaloids）
	并头草属植物（Skullcap）
局灶性损伤，坏死/狭窄	蓟胶（Atractylis gummifera）
	苍术苷（Callilepsis laureola）
	石蚕属植物（Germander）
	金不换（Jin Bu Huan）
	薄荷（Pennyroyal）
	小柴胡汤（Syo-saiko-tu）

五、药物性肝病的诊断

由于药物性肝病发病时间存在很大差异，临床表现与用药的关系也常较隐蔽，容易被患者和临床医师所忽视。

当前在无特异性诊断标志的情况下，诊断还主要依靠临床详细的病史、认真的分析和逻辑推理，即明确的用药史（先用药后发病）、肝细胞损害和（或）胆汁瘀积的生化特征、停药后肝损害减轻（胆汁瘀积型损害可能恢复较慢）、排除其他病因，必要时进行肝活检以助诊断。现将急性药物性肝病因果关系评价国际标准列于表4-4。

表4-4 急性药物性肝病因果关系评价

	肝细胞型		胆汁瘀积或混合型		评价
1. 服药至发病时间					
不相关	反应前已开始服药或停药后超过15d*		反应前已开始服药或停药后超过30d*		无相关性
未知	无法获得计算服药至发病时间				无法评价
从服药开始					
提示	5~90d	1~15d	5~90d	1~90d	+2
可疑	<5d或>90d	>15d	<5d或>90d	>90d	+1
从停药开始					
可疑	≤15d	≤15d	≤30d	≤30d	+1
2. 病程	ALT峰值与ALT正常上限之间差值		ALP（或TB）峰值与正常上限的差值		
停药后					
高度提示	8d内降低>50%		不适用		+3
提示	30d内降低≥50%		180d内下降≥50%		+2
可疑	在30d后不适用		180d内下降<50%		+1
无结论	没有相关资料或在30d后下降≥50%		不变、上升或没有资料		0
与药物作用相反	30d后下降<50%或再升高		不适用		-2
如果药物仍在使用					
无结论	所有情况		所有情况		0

续 表

	肝细胞型	胆汁瘀积或混合型	评价
3. 危险因素	酒精	酒精或怀孕	
有			+1
无			0
年龄≥55 岁			+1
年龄<55 岁			0
4. 伴随用药			
无或伴随用药至发病时间不合适			0
伴随用药至发病时间合适或提示			-1
伴随用药已知有肝毒性且至发病时间合适或提示			-2
有证据伴随药物至肝损伤（再用药反应或有价值检测）			-3
5. 除外其他原因			
（1）近期有 HAV 感染（抗 HAV-IgM）、HBV 感染（抗 HBc-IgM）或 HCV 感染（抗 HCV），有非甲非乙肝炎感染背景的证据；胆管梗阻（B超）；酗酒（AST/ALT≥2），近期有急性高血压史（特别有重要的心脏病）。	*所有原因，包括（1）和（2）完全排除	+2
	*（1）中 5 个原因排除	+1
	*（1）中 4~5 个原因排除	0
（2）重要疾病并发症：临床和（或）实验室提示 CMV、EBV 或疱疹病毒感染	*（1）中少于 4 个原因被排除	-2
	*非药物原因高度可能性	-3
6. 药物既往肝病的报道			
药物反应在产品介绍中已标明			+2
曾有报道但未标明			+1
未报道过有反应			0
7. 再用药反应			
阳性	单用该药 ALT 升高≥2ULN	单用该药至 ALP（或 TB）升高≥2ULN	+3
可疑	再用同样药 ALT 升高≥2ULN	再用同样药 ALP 或 TB 升高≥2ULN	+1
阴性	再用同样药 ALT 升高仍在正常范围	再用同样药 ALP（或 TB）仍在正常范围	-2
未做或不可判断	其他状况	其他状况	0

注：*慢代谢型药除外，最后判断>8：非常可能；6~8：很可能；3~5：可能；1~2：不像；≤0：无关。

六、药物性肝病的治疗

治疗药物性肝病最主要的措施仍是立即停用有关药物和可疑药物、对症支持治疗并严密监测肝功能指标的变化，以及时发现肝衰竭征象。轻度药物性肝病多数能在短期内自行恢复，而肝功能损害严重或发生肝功能衰竭者需要进行积极处理。

治疗药物肝损害的药物大多缺乏足够的循证医学依据。在临床上可酌情选用以下药物：非特异解毒剂如还原型谷胱甘肽、N-乙酰半胱氨酸、水飞蓟宾制剂，以肝细胞损伤为主者可应用甘草酸制剂、多不饱和卵磷脂制剂，以胆汁瘀积为主者可选用熊去氧胆酸或腺苷蛋氨酸等。有学者认为，对于有明显过敏特异质征象（如发热、皮疹、球蛋白升高、嗜酸性粒细胞增多等）或肝内胆汁瘀积者，可谨慎使用糖皮质激素，但应注意其可能导致的不良反应，不宜大剂量长时间应用。

根据美国肝病学会有关急性肝衰竭的临床指南，对急性对乙酰氨基酚中毒者应尽早给予 N-乙酰半胱氨酸治疗，通常 48h 内仍有效。能口服者，先给予 N-乙酰半胱氨酸 140mg/kg 的负荷药剂量稀释到

5%的浓度口服，然而每4h给70mg/kg，连续17次。对于不能口服者，可将150mg的负荷量加入5%葡萄糖液中在15min静脉输完，然后将50mg/kg的维持量在4h内输入，最后将160mg/kg在16h内输完。

对肝功能衰竭者应加强对症支持治疗，包括采用人工肝治疗作为等待其自然恢复或进行肝移植的过渡桥梁。

（杨 勒）

第三节 酒精性肝病

酒精性肝病（alcoholic liver disease，ALD）是由于长期大量饮酒所致的肝脏疾病。初期通常表现为脂肪肝，进而可发展成酒精性肝炎、酒精性肝纤维化和酒精性肝硬化；严重酗酒时可诱发广泛肝细胞坏死甚至急性肝功能衰竭。ALD是我国常见慢性肝病之一，其发病率现仍呈增长趋势且有年轻化和女性化倾向，严重危害人民健康。

一、流行病学

ALD至今仍为西方发达国家肝脏疾病及肝病相关死亡的首要原因。由于大力宣传戒酒，多数西方发达国家ALD的发病率显著下降，但一些东欧和拉丁美洲国家的ALD患病率仍居高不下。此外，ALD低龄化和女性化的流行趋势值得关注。例如，在美国酗酒或酒精依赖者中有13%~33%为女性，而青少年饮酒的比率亦呈升高趋势。我国ALD的患病率较低，但近年来呈不断上升趋势。

长期过量饮酒（折合乙醇量男性≥40g/d、女性≥20g/d，连续5年以上）是ALD发病的前提条件，乙醇及其代谢产物乙醛的直接肝毒性是导致嗜酒者肝损害的基本原因。长期嗜酒者中60%~90%有脂肪肝，其中40%可能有酒精性肝炎；嗜酒20年以上者中肝硬化的患病率为5%~15%。然而，全球1500万~2000万嗜酒者中仅10%~20%有明显的肝脏损伤，而有些人少量饮酒（男性乙醇摄入>20g/d，女性>10g/d）就可导致肝损伤，说明个体差异也很重要。

许多因素可影响嗜酒者肝病的发生和发展。①性别：女性对乙醇较男性敏感，女性安全的饮酒阈值仅为男性的1/3~1/2；②遗传易感性：乙醇主要在肝脏代谢，许多参与乙醇代谢的酶类（乙醇脱氢酶、乙醛脱氢酶）具有遗传多态性，因此安全的饮酒阈值的个体差异很大；③营养状态：营养不良、高脂饮食和内脏性肥胖均可促进酒精性肝损伤；④嗜肝病毒感染：嗜酒者对HBV、HCV感染的易感性增加，而乙醇又可促进嗜肝病毒在体内复制，从而促进肝硬化和肝细胞癌的发生；⑤与肝毒物质并存：饮酒可增加对乙酰氨基酚等药物的肝脏毒性，而甲苯磺丁脲、异烟肼以及工业溶剂则可增加乙醇的肝毒性，因此嗜酒者肝酶显著升高应警惕并发药物性肝损害的可能；⑥吸烟和咖啡：吸烟可增加酒精性肝硬化的发生，而经常喝咖啡则降低嗜酒者酒精性肝硬化的发生率，茶叶对酒精性肝病的防治可能亦有帮助。

二、乙醇的代谢途径

摄入体内的乙醇95%以上在体内代谢，其中90%以上要在肝脏代谢。在肝脏，主要有三种酶系参与乙醇代谢，以主次分别是胞质中的乙醇脱氢酶（alcoholic dehydrogenases，ADH）、微粒体的乙醇氧化酶系统（microsomal ethanol oxidizing systems，MEOS）以及主要存在于过氧化物酶体和线粒体内的过氧化物酶（catalase）。ADH有6种同工酶，其中ADH_1、ADH_2和ADH_3与乙醇代谢最密切，代谢80%以上的乙醇。该酶有遗传多态性，可以解释为什么不同种族的人群对乙醇的清除率有差异。当血液中乙醇浓度高于 10mmol/L 时，MEOS 也参与乙醇代谢，其主要参与成分是细胞色素 P4502E1（CYP2E1）、CYP2E2。过氧化物酶的作用相对次要。乙醛在肝脏中经乙醛脱氢酶（alde-hyde dehydrogenase，ALDH）氧化为乙酸。

乙醛是造成慢性进行性肝损害的主要因素，其毒性包括：①与肝细胞内的蛋白质分子形成复合物，影响肝脏代谢；②作为黄嘌呤氧化酶和乙醛氧化酶的底物被氧化产生自由基，使脂质过氧化、破坏细胞膜；③与细胞骨架蛋白质结合形成加合物导致微管损伤，使肝转运功能紊乱，细胞内蛋白质水分潴留、细胞肿胀；④减少谷胱甘肽的含量；⑤干扰线粒体氧化磷酸化和电子传递系统；⑥改变线粒体内钙离子浓度；⑦增加胶原合成；⑧刺激免疫反应，乙醛尚可能与肝细胞膜结合形成新抗原，造成自身免疫反应。

三、病理学

（一）酒精性脂肪肝

肝脏有不同程度的肿大、色黄、边缘钝。镜下可见>30%的肝细胞有大泡性脂肪变；早期或轻度患者，脂肪变主要见于肝腺泡 3 区，中、重度患者分别达到 2 区或者 1 区。中、重度嗜酒者的脂肪肝可伴有终末静脉周围纤维化。单纯性小泡性脂肪变多见于因急性肝损伤住院的嗜酒者，酒精摄入量多>170g/d。

（二）酒精性肝炎

酒精性肝炎发生于慢性嗜酒者，其病理特点：①肝细胞明显肿胀呈气球样变，有时可见巨大的线粒体；②肝细胞质内有凝聚倾向，可形成 Mallory 小体；③汇管区和小叶内有明显的中性粒细胞浸润，并多聚集在发生坏死和含有 Mallory 小体的肝细胞周围；④中、重度的坏死灶可融合成中央静脉-汇管区或中央静脉-中央静脉桥接坏死；⑤重度酒精性肝炎病变初期中央静脉周围肝细胞呈明显气球样变、有 Mallory 小体形成、大量中型粒细胞浸润、窦周纤维化，其后肝细胞坏死、溶解、残留的 Mallory 小体缓慢消失并被白细胞环绕，局部胶原沉积、终末门静脉闭塞，从而导致门脉高压。

（三）酒精性肝纤维化和肝硬化

酒精中毒可直接引起肝纤维化，并由纤维化直接进入肝硬化。酒精性肝纤维化的病理特点是不同程度的窦周纤维化和终末门静脉周围纤维化。轻度者可见少数纤维间隔形成，小叶结构保留；中度者纤维化范围更广，纤维间隔形成增多，常致小叶结构紊乱，此阶段有些患者可出现门脉高压；重度者即早期肝硬化，常见广泛的终末门静脉周围纤维化伴不同程度的终末门静脉闭塞，沿肝腺泡 3 区形成宽阔的含扩张血窦的血管纤维间隔，将肝腺泡分隔成微小结节。

典型的酒精性肝硬化呈小结节性肝硬化，肝脏肿大，再生结节大小较一致，为 1~3mm。镜下可见结节内肝细胞再生不显著，肝索间仍可见窦周纤维化。有时结节内可见脂肪变和酒精性肝炎改变，表明患者仍在继续饮酒。结节内可见铁颗粒沉积、铜颗粒或铜结合蛋白沉积。结节周围小胆管增生显著。由于酒精本身可抑制肝细胞再生，而戒酒后肝细胞再生可以得到恢复，故戒酒后可发展为大小结节并存的混合性肝硬化。

四、临床特征

(一) 临床分型

过去将ALD分为三类,即酒精性脂肪肝、酒精性肝炎和酒精性肝硬化。我国和日本学者根据肝组织病理学改变,将ALD分为轻症酒精性肝病、酒精性脂肪肝、酒精性肝炎、酒精性肝纤维化、酒精性肝硬化五大类型。这些病理改变既可相继发生又可合并存在,例如酒精性肝硬化合并脂肪性肝炎。

根据中华医学会肝病学分会修订的《酒精性肝病诊疗指南》,各型ALD的特征分别为:①轻症酒精性肝病,肝脏生物化学、影像学和组织病理学检查基本正常或轻微异常。②酒精性脂肪肝,影像学诊断符合脂肪肝标准,血清ALT、AST可轻微异常。③酒精性肝炎,血清ALT、AST或GGT升高,可有血清总胆红素增高;重症酒精性肝炎是指酒精性肝炎中,合并肝性脑病、肺炎、急性肾衰竭、上消化道出血,可伴有内毒素血症。④酒精性肝纤维化,症状及影像学无特殊。未做病理时,应结合饮酒史、血清纤维化标志(透明质酸、Ⅲ型胶原、Ⅳ型胶原、层粘连蛋白)、GGT、AST/ALT、胆固醇、载脂蛋白-A1、总胆红素、α_2巨球蛋白、铁蛋白、胰岛素抵抗等改变,进行综合考虑。⑤酒精性肝硬化,有肝硬化的临床表现和血清生物化学指标的改变。

(二) 特殊类型

ALD的特殊类型包括Zieve综合征(黄疸、高脂血症、溶血三联征)、肝内胆汁瘀积综合征、假性布-加综合征、酒精性泡沫样脂肪变性,以及饮酒相关代谢异常(低血糖症、高脂血症、高尿酸血症、血色病、卟啉症、酮症酸中毒)和脂肪栓塞综合征。

此外,ALD患者亦可存在酒精中毒所致其他器官损伤的表现,例如酒精性胰腺炎、酒精性心肌病以及酒精相关的神经精神障碍和酒精戒断综合征。

(三) 与其他病因共存的酒精性肝病

根据病因,嗜酒者肝损伤有以下几种可能:①经典的酒精性肝病,有长期过量饮酒史且无其他明确损肝因素存在的肝损伤;②酒精性肝病并发其他肝病,如慢性乙型肝炎、丙型肝炎、药物性肝病,甚至非酒精性脂肪性肝病(患者既符合酒精性肝损伤的诊断标准又符合其他肝病的诊断标准);③混合病因肝损伤,即存在两种或多种损肝因素但任一因素单独存在均不足以导致肝损伤或难以满足任一肝病的病因诊断;④难以明确病因或分型,即嗜酒者合并其他尚未确诊的隐匿性肝病。肝活检以及严格戒酒一段时间后重新评估,有助于嗜酒者肝损伤病因的判断。

五、诊断与鉴别诊断

(一) 诊断要点

(1) 长期过量饮酒为诊断ALD的前提条件。ALD患者通常有5年以上饮酒史,折合乙醇量≥40g/d(女性≥20g/d);或最近2周内有大量饮酒史,折合乙醇量>80g/d[含酒饮料乙醇含量换算公式(g) = 饮酒量(ml)×乙醇含量(%)×0.8]。应重视酒精性肝损伤的个体差异,除遗传易感性外,营养不良或肥胖症、嗜肝病毒慢性感染、接触肝毒物质、吸烟以及肝脏铁负荷过重者对乙醇的耐受性下降,因而他们更易发生肝损伤,特别是重症酒精性肝炎和肝硬化。

(2) 根据患者及其家属或同事饮酒史的回答来确定饮酒量有时并不准确。血清天门冬氨酸氨基转移酶（AST）与丙氨酸氨基转移酶（ALT）之比大于2，γ-谷氨酰转肽酶（GGT）和平均红细胞容积（MCV）升高，禁酒后这些指标明显下降，有助于酒精性肝损害的诊断。

（3）ALD的临床特征与其疾病分型有一定相关性。酒精性脂肪肝通常表现为无症状性轻度肝大，肝功能正常或轻度异常。酒精性肝炎往往存在肝脏和全身炎症反应，表现为发热、黄疸、肝大，偶可出现腹腔积液、门脉高压相关性出血以及肝性脑病等失代偿期肝病征象，多有外周血白细胞总数增加；转氨酶增高但常小于400U/L，否则需警惕合并药物性肝损伤、病毒性肝炎、缺血性肝炎。酒精性肝硬化的临床特征与其他原因肝硬化相似，酗酒史有助于其病因诊断。

（4）影像学检查有助于发现弥漫性脂肪肝以及肝硬化和门脉高压相关的证据，并可提示有无肝静脉血栓形成、肝内外胆管扩张、肝癌等其他疾病。

（5）肝活检有助于嗜肝病毒慢性感染的嗜酒者肝脏损伤病因的判断，可准确反映ALD的临床类型及其预后，并为激素治疗重症酒精性肝炎提供参考依据。ALD的病理特点为大泡性肝脂肪变、肝细胞气球样变、Mallory小体、中性粒细胞浸润，以及窦周纤维化和静脉周围纤维化。

（二）病情评估

根据血清总胆红素和凝血酶原时间有助于判断ALD的严重程度，两者均在正常范围或仅有总胆红素轻度增高者为轻度，总胆红素明显升高（>85.5μmol/L）但凝血酶原时间正常者为中度，总胆红素升高同时伴有凝血酶原时间延长3秒以上者则为重度。

对于酒精性肝炎，根据凝血酶原时间-总胆红素计算获得的Maddrey指数［4.6×凝血酶原时间（秒）+血清胆红素（mg/dl）］有助于判断酒精性肝炎患者的近期预后：大于32者4周内病死率高达50%以上，故又称重症酒精性肝炎（一旦有脑病者可属于重症酒精性肝炎）。

对于酒精性肝硬化，Child-Pugh分级是评估患者预后的简单方法，终末期肝病预后模型（MELD）则不仅有利于判断ALD患者的短期生存情况，还能判断肝移植等手术后的死亡风险。

六、治疗

（一）戒酒和防治戒酒综合征

戒酒治疗是最重要的治疗。ALD患者往往有酒精依赖，酒精依赖的戒酒措施包括精神治疗和药物治疗两方面。健康宣教是简便易行，可由肝病科医师和接诊护士实施。具体措施包括：教育患者了解所患疾病的自然史、危害及其演变常识，并介绍一些改变饮酒习惯及减少戒断症状的方法。尽管这些措施比较简单，但其对部分ALD患者减少饮酒量或者戒酒确实行之有效，且具有良好的费用效益比。作为精神治疗的替代选择，一些患者对鸦片受体拮抗剂等戒酒药物治疗有效。

戒酒过程中出现戒断症状时可逐渐减少饮酒量，并可酌情短期应用地西泮等镇静药物，且需注意热量、蛋白质、水分、电解质和维生素的补充。美他多辛可加速酒精从血清中清除，有助于改善酒精中毒症状和行为异常，并能改善戒断综合征。有明显精神或神经症状者可请相应专科医生协同诊治。

（二）营养支持治疗

ALD患者通常合并热量-蛋白质缺乏性营养不良，及维生素和微量元素（镁、钾和磷）的严重缺乏，而这些营养不良又可加剧酒精性肝损伤并可诱发多器官功能障碍。为此，ALD患者宜给予富含优质蛋白和维生素B类、高热量的低脂软食，必要时额外补充支链氨基酸为主的复方氨基酸制剂。合并营养不良的重度酒精性肝炎患者还可考虑全胃肠外营养或进行肠内营养，以改善重症ALD患者的中期和长期生存率。

(三) 保肝抗纤维化

甘草酸制剂、水飞蓟宾、多烯磷脂酰胆碱、还原型谷胱甘肽等药物有不同程度的抗氧化、抗炎、保护肝细胞膜及细胞器等作用，临床应用可改善肝脏生化学指标。S-腺苷甲硫氨酸、多烯磷脂酰胆碱对ALD患者还有防止肝脏组织学恶化的趋势。保肝药物可用于合并肝酶异常的ALD的辅助治疗，但不宜同时应用多种药物，以免加重肝脏负担及因药物间相互作用而引起不良反应。秋水仙碱现已不再用于酒精性肝硬化的抗肝纤维化治疗，中药制剂在肝纤维化防治中的作用及安全性有待大型临床试验证实。

(四) 非特异性抗炎治疗

主要用于Maddrey判别函数>32和（或）伴有肝性脑病的重症酒精性肝炎患者的抢救。首选糖皮质激素泼尼松龙（40mg/d×28d），旨在阻断或封闭重症酒精性肝炎患者肝内存在的级联瀑布式放大的炎症反应。对于合并急性感染（包括嗜肝病毒现症感染指标阳性）、胃肠道出血、胰腺炎、血糖难以控制的糖尿病患者，可考虑使用肿瘤坏死因子（TNF-α）抑制药——己酮可可碱（400mg，每日3次，口服，疗程28天）替代激素治疗。有条件者亦可试用抗TNF-α的抗体英利昔单抗（infliximab）治疗。据报道，这些措施可使重症酒精性肝炎患者的近期病死率从50%降至10%。

(五) 防治并发症

积极处理酒精性肝炎和酒精性肝硬化的相关并发症，如食管胃底静脉曲张出血、自发性细菌性腹膜炎、肝肾综合征、肝性脑病和肝细胞肝癌（HCC）。对酒精性肝硬化患者定期监测甲胎蛋白和B超有助于早期发现HCC，但这并不能改善ALD患者的生存率。合并慢性HBV、HCV感染者更易发生HCC，但抗病毒治疗对嗜酒者HCC的预防作用尚不明确。

(六) 肝移植

对于终末期ALD患者，肝移植术是较好的选择。在欧美，酒精性肝硬化是原位肝移植的主要适应证，术后1年生存率为66%~100%。ALD肝移植候选者的评估应谨慎，应由有经验的成瘾行为管理专家参与。在欧美，酒精性肝硬化是原位肝移植的主要适应证，术后1年生存率为66%~100%。戒酒至少3~6个月后再考虑肝移植，可避免无需肝移植患者接受不必要的手术；戒酒6个月后肝移植则可显著减少肝移植后再度酗酒的发生率。

七、预后

ALD的预后取决于患者ALD的临床病理类型、是否继续饮酒，以及是否已发展为肝硬化，大脑、胰腺等全身其他器官的受损程度，是否合并HBV和（或）HCV感染以及其他损肝因素。其中是否戒酒是决定预后的关键因素，而酒精性肝炎的严重程度是影响患者近期预后的主要因素，是否已发生肝硬化则是影响患者远期预后的主要因素。

（陈　彦）

第五章 胆囊疾病

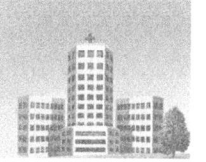

第一节 胆囊炎

一、急性胆囊炎

急性胆囊炎（acutecholecystitis）是由胆囊管梗阻、化学性刺激和细菌感染等因素引起的急性胆囊炎症，其典型临床特征为右上腹阵发性绞痛，伴有明显的压痛和肌紧张。90%~95%的急性胆囊炎患者合并胆囊结石，称为结石性胆囊炎；5%~10%的患者无胆囊结石，称为急性非结石性胆囊炎。严重者可发生以胆囊积脓为特征的急性化脓性胆囊炎，甚至出现以胆囊壁坏死为特征的坏疽性胆囊炎。

（一）流行病学

约4%的胆囊结石患者可能发生急性胆囊炎，约20%的急性胆囊炎患者可出现胆绞痛。在患有胆道疾病的住院患者中，20%有急性胆囊炎。在急性化脓性胆囊炎患者中，女性发病率高于男性，50岁以前女性发病率约为男性的3倍，50岁以后降为1.5倍左右。

（二）病因与发病机制

1. 胆囊管梗阻

90%以上的急性胆囊炎是由结石阻塞胆囊管所致，蛔虫、梨形鞭毛虫、华支睾吸虫、炎性渗出物及胆囊管扭曲畸形、胆囊管周围肿大的淋巴结或肿瘤压迫等原因也可引起胆囊管梗阻。胆囊管梗阻后胆囊内容物滞留，胆汁中的水分被胆囊壁吸收，导致胆汁浓缩，胆盐的黏稠度增加，同时高浓度的胆盐对胆囊黏膜有强烈的刺激作用，可导致胆囊壁的化学性炎症反应。胆囊内容物不断积累，压迫壁内毛细血管，导致胆囊壁供血不足，从而对化学刺激和细菌侵袭的抵抗力下降，产生急性炎症。另外，胆囊内压力增加也可导致炎性介质的释放，如前列腺素 E_2、E_{12} 等，从而引起胆囊的炎症反应。胆囊血管的痉挛同样可以造成胆囊壁的供血不足，发生由胆囊供血障碍所致的急性胆囊炎。

2. 胰液反流

胆总管与主胰管共同开口于十二指肠主乳头，当胆胰管的共同通道发生梗阻时，可导致胰液反流进入胆总管和胆囊，胆汁中胆盐可激活胰蛋白酶原，引起胆囊黏膜的炎症，发生化学性急性胆囊炎。

3. 细菌感染

正常胆道中没有细菌或仅有极少数细菌生长，但在胆道疾病的患者中，胆汁细菌培养可有不同程度的阳性率。胆囊切除患者胆汁培养的阳性率在10%左右，伴有胆囊收缩功能障碍或伴有胆管结石时阳性率可升至20%~50%；在急性胆囊炎发作2天内行手术的患者，其胆汁中细菌培养阳性率高达81%。当胆汁内有细菌时，胆盐被细菌分解，产生毒性的胆汁酸，从而进一步损伤胆囊壁。胆道内的细菌以肠源性为主，如大肠埃希菌、克雷伯菌、类链球菌、梭状芽孢杆菌、变形杆菌、肠球菌以及厌氧链球菌。感染的途径如下：①逆行感染：蛔虫等将细菌带入胆道，引起胆管梗阻和胆囊胆管的炎症。②血行感染：全身细菌性感染如伤寒、副伤寒、猩红热及败血症等，病原菌可经血流进入胆囊壁引起感染。③经门静脉感染：肠内细菌可随着门静脉血液回流进入肝脏内，如未被单核-巨噬细胞吞噬，肝内细菌可以经淋巴管蔓延至胆囊内，或随胆汁排入胆囊，从而引起细菌感染。④邻近脏器感染波及：当邻近脏器存在感染时，可直接蔓延至胆囊，或当胆囊有创伤时细菌直接侵犯引起感染。

4. 严重创伤、烧伤或腹部手术后

急性非结石性胆囊炎是一种无胆囊结石的少见的胆囊炎，占急性胆囊炎的5%~10%，大多数与重症创伤和烧伤、大型手术（心肺分流）、长期禁食、全肠外营养、败血症、糖尿病、动脉硬化、全身性脉管炎、急性肾衰竭等有关。目前研究表明，微循环障碍和胆囊黏膜缺血在其发病机制中发挥重要作用。胆汁淤滞浓缩导致其黏稠度增加和胆囊管梗阻也被认为与其发病相关，45%~60%的病例可有胆囊壁的坏疽和坏死。

5. 其他原因

妇女在妊娠时由于性激素变化的影响，或在某些手术（如迷走神经切断术）中，或因恐惧、焦虑等精神因素的影响均易使胆囊排空延迟，导致胆囊扩张、胆汁淤积等表现。妊娠妇女由于雌激素和黄体酮水平增加，引起胆石症的发病风险增。雌激素增加胆固醇分泌，黄体酮则降低胆汁酸分泌，并通过抑制平滑肌而减弱胆囊收缩功能。1%~3%的妊娠期妇女患有胆囊结石，30%的妊娠期妇女胆囊内有胆泥淤积，约0.1%妊娠期妇女可发生急性胆囊炎。

部分免疫功能低下患者（如艾滋病、接受骨髓移植的患者）的胆囊伴有隐孢子虫病、微孢子虫病和巨细胞病毒的感染，这些感染可诱发胆囊炎。同时某些药物也可成为引起急性胆囊炎的间接危险因素，如黄体酮、贝特类降脂药、雌激素、噻嗪类利尿剂、头孢曲松钠、奥曲肽、抗胆碱药、氨苯砜、抗生素药物（红霉素、氨苄西林）等，这些药物主要通过促进结石的形成而引起急性胆囊炎。此外，肝动脉栓塞化疗时可因误栓胆囊动脉，引起急性缺血性胆囊炎。

（三）病理

胆囊壁水肿、出血或坏死，炎细胞浸润，甚至出现化脓性炎症和（或）导致脓肿形成。

特殊类型胆囊炎：

1. 黄色肉芽肿性胆囊炎

胆囊壁呈黄色肉芽肿性增厚，与周围组织器官紧密粘连，胆囊内因有结石，导致压力增高，罗-阿窦（Rokitansky - Achoff sinuses）破裂，胆汁渗漏到胆囊壁，被组织细胞摄取，形成由泡沫细胞构成的肉芽肿样结节，常见浆细胞、巨噬细胞或脂质细胞聚集。

2. 气肿性胆囊炎

由于包括产气荚膜梭状芽孢杆菌在内的产气厌氧菌的感染可产生气体，导致气肿性胆囊炎，可进展为脓毒血症和坏疽性胆囊炎。

（四）临床表现

急性上腹痛是主要临床症状，但急性非结石性胆囊炎的临床表现常不典型，有如下特点：多数在损伤后合并休克和败血症等严重情况下发病，对炎症的局限能力较差，多合并其他器官系统的损伤或功能不全，大多需在重症监护室治疗。

1. 症状

急性胆囊炎发作时的典型表现为急性右上腹或上腹部疼痛，或开始仅有右侧腹胀痛，逐渐发展至阵发性绞痛；常在饱餐、进食油腻食物后诱发，或在夜间发作，其原因是夜间仰卧时胆囊内结石容易滑入胆囊管，从而形成嵌顿，导致急性腹痛。当结石或寄生虫嵌顿于胆囊管时，腹痛常为绞痛；当胆囊壁炎症蔓延至胆囊浆膜层或影响到壁腹膜时，可有持续性的剧烈疼痛。如果局部炎性渗出刺激腹膜，深呼吸时可感疼痛加剧，疼痛可放射至右侧肩部、肩胛和背部等。老年患者对疼痛感知力较差，腹痛症状可不典型，甚至可无腹痛症状。常伴有反射性恶心和呕吐，当胆囊管梗阻时可剧烈呕吐，呕吐物内含有胆汁，呕吐后腹痛不能缓解。患者可伴有轻度至中度发热，若体温持续升高至39℃，可能出现胆囊化脓、坏疽或并发急性胆管炎和肝脓肿等表现，甚至可出现感染性休克危及生命。高热、呕吐和食欲缺乏可引起水、电解质紊乱。一般急性胆囊炎不会发生黄疸，但严重感染或合并胆总管梗阻时可出现黄疸。

2. 体征

急性胆囊炎症较重时，腹式呼吸运动减弱。触诊时右上腹有局限性压痛及肌紧张，Murphy征阳性。当胆囊积脓、胆囊周围脓肿形成，结石嵌顿于胆囊颈部造成梗阻时，右上腹可扪及肿大且有触痛的胆囊；当胆囊化脓或坏疽导致局限性腹膜炎时，则有压痛、反跳痛及肌紧张；当腹部有广泛的压痛和腹肌紧张时，常提示胆囊穿孔。

（五）辅助检查

1. 实验室检查

绝大多数患者白细胞计数升高（$10×10^9$~$15×10^9$/L），以中性粒细胞增多为主。在无脱水情况下，外周血白细胞计数超过$20×10^9$/L且有核左移者，常提示病情严重。部分患者可出现血清转氨酶、碱性磷酸酶、谷氨酰胺转肽酶水平的升高。

2. 影像学检查

（1）腹部超声：超声检查简单易行，且准确率高。胆囊前后径>4cm，长度≥8cm，胆囊壁增厚，胆囊区明显压痛（超声Murphy征阳性）是急性胆囊炎的可靠征象。胆囊壁可显示出强弱不同的两种回声，呈"双边征"，为浆膜下水肿所致。坏疽性胆囊炎时胆囊壁呈不规则显著增厚和破坏，胆囊内部有强弱不均回声。气肿性胆囊炎可出现胆囊壁和囊腔内积气征象。当结石梗阻在胆囊颈部及同时伴有超声Murphy征阳性时，超声诊断胆囊炎的敏感性高达92%。

（2）CT和磁共振胆胰管造影（MRCP）：当腹部的症状不典型或超声不能明确诊断时，可行CT扫描。CT可发现胆囊壁弥漫性、向心性增厚，大于3mm；胆囊肿大，横径大于4.5cm，其内可见结石影；胆囊周围环状低密度影，提示胆囊壁水肿；并发坏疽性穿孔时，可见胆囊周围脂肪间隙消失，胆囊窝内可形成有液平的脓肿，肝胆界面不清，有时可见积气。CT诊断急性胆囊炎的敏感性、特异性和准确性分别为91.7%、99.1%和94.3%，对于并发胆囊穿孔和囊壁内脓肿形成的诊断价值最大。

MRCP行T2加权和钆喷酸葡胺（Ga-DTPA，二乙三胺五醋酸钆喷双葡胺）增强扫描，可提高胆囊壁水肿和脓肿的显像度。T2加权像单一表现为胆囊周围渗出液，MRCP诊断敏感性和特异性分别是91%和79%。

（六）诊断与鉴别诊断

1. 诊断

（1）疑诊急性胆囊炎

① 急性上腹痛。

② 局部炎症体征，如 Murphy 征阳性、右上腹扪及肿块或局部压痛。

③ 全身炎症体征，如发热、外周血白细胞计数升高。

（2）确诊急性胆囊炎：在疑诊急性胆囊炎基础上，具备急性胆囊炎影像学 1 项主要诊断依据或 2 项次要诊断依据可明确诊断。胆囊结石、囊壁增厚、胆管梗阻、周围淋巴结肿大和胆囊周围积液是急性胆囊炎的主要诊断依据，而胆囊扩张和胆汁淤积是次要诊断依据。

（3）急性胆囊炎严重程度

① 轻度：急性胆囊炎局部轻度炎症改变，无器官功能障碍。

② 中度：符合以下任一情形的则为急性胆囊炎。白细胞>$18×10^9$/L；右上腹触及质软的包块；症状持续超过 72 小时；明显的局部炎症反应（坏疽性胆囊炎或气肿性胆囊炎、胆囊周围或肝脓肿、胆汁性腹膜炎、胆囊穿孔）。

③ 重度：急性胆囊炎可伴有以下任意一种器官功能障碍。心血管系统，血压需多巴胺（≥5g/kg）或肾上腺素维持；神经系统，意识水平下降；呼吸系统，PaO_2/FiO_2<300；肾脏功能，少尿，肌酐>177μmol/L。

2. 鉴别诊断

急性胆囊炎需要与急性病毒性肝炎、消化性溃疡穿孔、急性胰腺炎、胆道蛔虫病、急性阑尾炎、肝癌、右下肺炎或右侧胸膜炎、急性心肌梗死等相鉴别。

（七）并发症

1. 胆囊穿孔、胆汁性腹膜炎及胆囊周围脓肿

急性胆囊炎导致胆囊壁缺血和坏死，急性穿孔时，胆汁进入腹腔，可有胆汁性腹膜炎；当胆囊穿孔逐渐进行，被周围组织包裹时，在胆囊周围形成脓肿。

患者病程中腹痛加重、高热，腹部压痛，肌紧张和反跳痛，外周血白细胞计数持续增加时，应高度怀疑胆囊壁坏疽、穿孔可能。胆汁性腹膜炎患者右上腹疼痛突然缓解，继而出现全腹压痛、肌紧张和反跳痛等弥漫性腹膜炎体征。胆囊周围脓肿患者，右上腹局部炎症体征突出，可扪及触痛的脓肿。

2. 胆瘘

急性胆囊炎或胆囊反复炎症，胆囊穿孔，与邻近的空腔器官穿透形成内瘘。最常见的是胆囊十二指肠瘘。这种胆囊-肠瘘通常由胆囊内大结石引起。如果结石大于 3cm，可引起胆结石性肠梗阻。当瘘管形成后，胆囊内容物可顺利进入消化管腔，急性胆囊炎的临床症状可显著改善。临床上，当胆囊与邻近脏器形成瘘管时，常常无典型临床症状，易被忽视。X线腹部平片可见胆管分支有积气，消化道造影或内镜检查可发现瘘管存在。

（八）治疗

1. 非手术治疗

应予患者禁食、静脉补液、抗感染和解痉镇痛治疗。禁食可减少胆汁分泌，降低胆囊张力，减轻炎症反应。40%~60%的急性胆囊炎患者，胆囊内胆汁细菌培养呈阳性。为预防菌血症和化脓性并发症的

发生，应选择在血液和胆汁中浓度较高的如三代头孢菌素、喹诺酮类和氨基糖苷类等抗生素。同时，应根据血和胆汁细菌培养和药物敏感实验结果调整抗生素。急性胆囊炎常合并有厌氧菌感染，可选择甲硝唑或奥硝唑治疗。解痉镇痛常用哌替啶，慎用吗啡，因吗啡可导致 Oddi 括约肌张力增高。

2. 手术治疗

手术切除胆囊是急性胆囊炎的首选治疗手段。手术适应证有：发病时间在 48~72 小时内的患者；经非手术治疗病情恶化者；胆囊坏疽及穿孔并发弥漫性腹膜炎、急性化脓性胆管炎等患者；其他患者，特别年老体弱的高危患者，应争取在患者情况处于最佳状态时择期手术。

手术方法力求简单、有效，主要包括：

（1）胆囊切除术：腹腔镜下胆囊切除术（LC），具有创伤小、恢复快、痛苦少等优点。与传统开腹手术比较，两者并发症及住院费用相似，但前者术后住院时间显著缩短。

（2）经皮胆囊引流术（percutaneouscholecystostomy）：在超声或 CT 及 X 线引导下进行胆囊穿刺引流，适宜于严重胆囊炎不能行腹腔镜胆囊摘切除术及有麻醉禁忌的患者。经皮胆囊引流术的成功率约为 97%；临床有效率为 56%~100%；并发症发生率为 14%~25%，主要为出血、胆汁性腹膜炎、引流管移位或脱落、引流管引起不适感导致生活质量降低等。

3. 内镜下经十二指肠乳头胆囊引流术

适宜于不能耐受手术或有手术禁忌证的老年患者。在成功经内镜逆行胆胰管造影术（ERCP）的基础上，导丝由胆囊管进入胆囊，然后植入塑料双猪尾支架于胆囊管行胆囊引流。这两种技术的成功率分别为 81% 和 96%，临床有效率分别为 75% 和 88%，并发症发生率分别为 3.6% 和 6.3%。

（九）预后

急性胆囊炎的预后主要与患者年龄、有无并发症及其他疾病有关。老年患者并发化脓性感染或合并其他严重疾病者，死亡风险增加。

二、慢性胆囊炎

慢性胆囊炎（chroniccholecystitis）是胆囊慢性炎症性病变，70%~95% 的患者合并胆囊结石，部分患者没有急性胆囊炎发作史，被称为原发性慢性胆囊炎。临床表现为慢性反复发作性上腹部隐痛、嗳气、饱胀、脂肪不耐受等消化不良症状，右上腹压痛为最常见的体征。

（一）流行病学

据报道，我国慢性胆囊炎、胆囊结石患病率为 16.09%，占所有良性胆囊疾病的 74.68%。据国外研究报道，在接受胆囊切除术的患者中，慢性胆囊炎占 92.8%，女性多于男性（79.4% vs 20.6%），发病高峰在 50 岁左右。

胆囊结石是慢性胆囊炎最常见的危险因素。慢性结石性胆囊炎占所有慢性胆囊炎的 90%~95%；慢性非结石性胆囊炎则不常见，仅占所有慢性胆囊炎的 4.5%~13%。

（二）病因与发病机制

常见慢性胆囊炎病因如下：

1. 慢性结石性胆囊炎

（1）胆囊结石：是引发慢性胆囊炎的最重要的原因，胆囊结石间断阻塞胆囊管，引起胆囊慢性炎症。此外，胆囊结石长期机械性刺激胆囊壁，反复损伤胆囊黏膜，也与慢性胆囊炎发病有关。对老年慢性胆囊炎患者的研究显示，炎性反应严重程度与结石最大直径呈正相关，与结石数量和患病年龄呈负相关，孤立的大结石是慢性胆囊炎的高危因素。

胆囊反复发生炎症，其黏膜和肌层明显增厚，纤维结缔组织增生，可导致胆囊萎缩，称为慢性萎缩性胆囊炎。部分患者由于炎症及粘连，导致胆囊管完全阻塞，胆囊内残留胆汁部分成分被吸收，胆囊黏膜上皮不断分泌黏液，导致胆囊内充满透明水样液体，即"白胆汁"。

（2）细菌感染：正常胆汁无菌，但在肠道菌群紊乱、Oddi 括约肌功能障碍等情况下，肠道细菌经胆道逆行进入胆囊，导致胆囊炎症。研究显示，在急性和慢性胆囊炎患者中，胆汁细菌培养阳性率分别为 72% 和 44%，而伴有黄疸者胆汁培养阳性率高达 90%，不完全性胆管梗阻是细菌感染的重要危险因素。慢性胆囊炎的病原菌主要来源于肠道细菌逆行感染，致病菌的种类与肠菌基本一致，以革兰氏阴性菌为主，占 74.4%。

2. 慢性非结石性胆囊炎

（1）胆囊动力异常：胆囊内淤积的胆汁是慢性非结石性胆囊炎的重要病因。在无结石存在的患者中，当胆囊收缩素刺激闪烁显像（CCK-HIDA）报告胆囊喷射指数降低（<35%）时，则高度提示为慢性非结石性胆囊炎。

（2）胆囊缺血：多种重症疾病如败血症、休克、严重创伤、烧伤、使用缩血管升压药，以及大型非胆道手术等，均可导致胆囊黏膜缺血、发生局部炎性反应，甚至坏死。

（3）病毒、寄生虫感染：慢性病毒性胆囊炎是在长期反复发作的病毒性肝炎的基础上，引起的胆囊慢性炎症。慢性寄生虫性胆囊炎系蛔虫残体、角皮或虫卵存留于胆囊内，形成的结石核心或虫体将细菌直接带入胆囊内等因素所致。血吸虫成虫的毒素或代谢产物、华支睾吸虫、梨形鞭毛虫等均可导致慢性胆囊炎。

（4）饮食因素：长期饥饿、过量进食、营养过度等均可能参与慢性非结石性胆囊炎发生。

急性结石性或非结石性胆囊炎的反复迁延发作，可使胆囊壁纤维组织增生、胆囊壁增厚、囊腔萎缩狭小，甚至消失、丧失正常功能，出现胆囊萎缩。

（三）病理

胆囊壁增厚，黏膜萎缩和纤维化，常伴有单核细胞、浆细胞、嗜酸性粒细胞与组织细胞浸润。也可出现胆囊壁钙化，进而形成瓷化胆囊。慢性胆囊炎病理学有以下 3 个特征：①单核细胞浸润黏膜下层。②伴有或不伴有肌层和胆囊周围组织纤维化。③胆囊壁组织错构、形态改变。

（四）临床表现

与急性胆囊炎类似，常见症状为上腹或右上腹疼痛，向右侧肩胛下区放射，多发生于夜间和饱餐后。慢性胆囊炎急性发作时可出现胆绞痛，每次持续数小时，伴有恶心、呕吐和食欲缺乏等。多数患者进食高脂食物后疼痛加重，系富含脂肪的饮食促进胆囊收缩，从而引发的疼痛。患者一般无发热、黄疸。发作间歇期，可无任何症状。中老年患者，平时无明显腹痛等临床症状，仅在体检、腹部手术时才发现有慢性胆囊炎，称为无痛性胆囊炎。

慢性胆囊炎患者常无明显阳性体征，部分患者可有右上腹压痛。慢性胆囊炎急性发作时，可有胆囊触痛或 Murphy 征阳性。

(五) 辅助检查

1. 超声

典型超声图像呈胆囊壁增厚或伴有胆囊结石。

若为胆囊管阻塞所致的胆囊炎，则可见胆囊肿大，病程较长者可见胆囊萎缩、变形。慢性胆囊炎早期胆囊壁轻度增厚>3mm或无明显增厚，仅内壁线粗糙，回声增强。如果炎症明显，胆囊壁增厚，回声增强，边缘模糊，胆囊壁可有低回声带，胆囊内回声可见点状、条状、云絮状或团块回声，甚至伴有声影；体位改变时可见其缓慢移动变形。脂肪餐试验显示胆囊收缩功能降低或丧失。少数病例因胆囊萎缩，胆囊显示不清，仅可见胆囊区出现一弧形光带，后壁显示不清。瓷化胆囊的本质是胆囊壁钙化，超声表现为胆囊壁完全钙化，出现半月形强回声伴宽大声影。若为轻度钙化，线性强回声伴有不同程度的后方声影；节段性钙化时，可见斑块状强回声伴声影。

2. CT和MRI

CT常见表现为胆囊壁均匀性增厚，>3mm，甚至可超过5mm。增强扫描时，增厚的胆囊壁均匀强化。胆囊体积增大，提示胆囊积液；缩小则提示胆囊萎缩。胆囊壁钙化为慢性胆囊炎的特征性表现。CT诊断慢性胆囊炎的敏感性为79%，特异性为99%，准确性为89%，并不优于超声，因此一般不作为常规检查方法。

MRI对慢性胆囊炎也有重要的诊断价值，其准确率高于CT。MRI在评估胆囊壁纤维化、胆囊缺血、胆囊周围肝组织水肿、胆囊周围脂肪堆积等方面优于CT。此外，磁共振胰胆管造影（MRCP）可发现超声和CT不易发现的胆囊和胆总管结石。

3. 口服胆囊造影

主要用于发现阴性结石，不作为常规检查项目。尽管超声是慢性胆囊炎的首选诊断方法，但口服胆囊造影仍是诊断慢性胆囊炎的一种有效方法。若临床上高度怀疑胆囊结石而超声检查结果阴性或胆囊不显影时，可以选择口服胆囊造影检查。

4. 胆囊收缩素胆囊闪烁造影术（CCK-HIDA）

CCK-HIDA是评估胆囊排空的首选影像学检查方法，可鉴别是否存在胆囊排空障碍。对怀疑慢性非结石性胆囊炎的患者，可用CCK-HIDA评估胆囊动力学改变。阳性表现为胆汁充盈缓慢、喷射指数降低（普通人群喷射指数为70%，<35%即为低喷射指数）和胆囊收缩素注射后诱发胆绞痛。

(六) 诊断与鉴别诊断

慢性胆囊炎的临床表现不典型且无特异性，病史、症状、体征和辅助检查对其诊断并无很高的价值。如果慢性胆囊炎无急性发作及胆绞痛病史，临床上很难诊断。对脂肪饮食不能耐受、腹胀及反复发作的餐后上腹部胀痛不适的患者，经超声检查显示胆囊结石、胆囊壁增厚、胆囊萎缩等可确诊慢性胆囊炎。但常需与急性胆囊炎、消化性溃疡、肝脓肿、功能性消化不良、慢性胰腺炎、冠心病等进行鉴别。

(七) 治疗

手术切除胆囊是治疗慢性胆囊炎的常用方法。慢性非结石性胆囊炎如反复发作也可行手术切除胆囊，手术后约96%的患者症状消失。如慢性非结石性胆囊炎无明显临床症状，一般采用保守治疗；但胆囊萎缩、胆囊有明显局限性增厚者，则需手术切除以防癌变。年轻女性慢性非结石性胆囊炎患者，如症状较轻、影像学检查显示胆囊无明显萎缩且具有一定功能，应慎重选择手术治疗。我国慢性胆囊炎、胆囊结石内科治疗共识对胆囊炎的治疗观点稍有改变，重视内科治疗的作用。对于慢性胆囊炎、胆囊结石患者，治疗应按是否有症状及并发症进行个体化治疗。治疗目的为控制症状、预防复发和防治并发症。

1. 慢性胆囊炎的治疗

对无症状的慢性胆囊炎患者，治疗原则是调整饮食，有症状者可对症治疗。对某些高危患者可积极采取胆囊切除治疗。

2. 有症状的慢性胆囊炎的治疗

治疗原则是控制症状、消除炎症。

（1）解痉止痛：可用硝酸甘油酯0.6mg，舌下含服，每3~4小时1次；异丙嗪25mg，肌内注射；因吗啡对Oddi括约肌张力的影响大于哌替啶，镇痛剂常用哌替啶代替吗啡，一般为50~100mg，肌内注射，同时应用解痉剂可增强镇痛效果。值得注意的是，解痉止痛治疗不能改变疾病的转归，可能掩盖病情，因此应根据治疗反应调整或停药。

（2）抗感染：预防菌血症和治疗化脓性并发症。根据患者胆汁培养结果、感染严重程度、抗菌药物的耐药性和抗菌谱，以及患者的基础疾病合理应用抗菌药物；相对急性胆囊炎，慢性胆囊炎患者可等待胆汁培养及细菌药敏试验结果完善后，再选择抗菌药物，可避免因盲目用药而产生耐药性。在缺乏胆汁培养结果时，推荐哌拉西林/三唑巴坦、头孢哌酮/舒巴坦等治疗；当疑有厌氧菌感染，可加用甲硝唑类药物。

（3）利胆：硫酸镁具有松弛Oddi括约肌的作用，有助于滞留的胆汁排出。常用50%硫酸镁溶液5~10mL口服，每日3次。

3. 手术治疗

慢性胆囊炎患者出现以下症状和表现，则需要外科手术治疗：①疼痛无缓解或反复发作，影响日常生活和工作。②胆囊壁逐渐增厚≥4mm。③胆囊结石逐渐增多、增大，合并胆囊功能减退或障碍。④胆囊壁呈陶瓷样改变。

（八）预后

慢性胆囊炎预后良好，但应警惕胆囊癌的发生。

（张 娟）

第二节 胆囊结石

胆囊结石主要有胆固醇结石、胆色素结石和混合性结石3种类型（表5-1）。胆固醇结石的成分以胆固醇为主，含量≥80%，由胆固醇代谢异常引起，呈白黄、黄色或灰黄，质坚，X线检查多不显影。胆色素结石的成分以胆色素为主，分棕色和黑色两种。混合性结石由胆固醇、胆红素、钙盐等多种成分混合组成，根据其所含成分比例的不同而呈现不同的形状和颜色，X线检查常可显影。混合性结石60%发生在胆囊内，40%发生在胆管内。

表 5-1 胆囊结石的组成成分和部位

部位	种类	主要组成成分	形态和性质
胆囊	胆固醇结石	胆固醇>95%	浅黄色，质硬呈球形，表面光滑或桑葚胚样
	胆色素结石	聚合胆红素钙	色黑，质软而脆，小而表面光滑
胆总管	混合胆固醇结石	胆固醇>50%和胆红素钙	淡黄色到棕色，质硬，表面光滑呈球形
肝内胆管	棕色结石	胆红素单体钙	棕色，质软脆至硬，多面形状

一、流行病学

欧洲约有20%的人群患有胆囊结石，对30~65岁人群行超声检查发现，18.8%的女性和9.5%的男性患有胆囊结石；美国成年人患病率为10%~15%。胆囊结石好发于40~60岁人群，女性多于男性，男女比例约1∶3。随着年龄增长，其性别差异减少；50岁时男女发病比例为1∶1.5，老年人中男女发病率基本相等。全球成人患病率为10%~20%，随着人口的老龄化、饮食结构的改变，胆囊结石的患病率逐年上升。

二、发病机制

胆囊结石发生的危险因素分为遗传因素和外源性因素（表5-2）。外源性危险因素包括性别、年龄、妊娠、体能活动不足、肥胖、营养过剩及代谢综合征等。遗传因素包括ABCG8p. D19H和UGT1A1基因变异体，ABCG5、ABCG8和UGT1A1基因突变，ABCB4、ABCB11、CFTR或CYP7A1基因罕见突变等。肝脏胆固醇转运体基因ABCG8是形成胆囊结石最常见的遗传因素，约占所有遗传因素的25%。

表 5-2 胆囊结石外源性危险因素

代谢综合征相关因素	肥胖，特别是中心性肥胖*
	体能活动不足*
	胰岛素抵抗和糖尿病*
	非酒精性脂肪性肝病*
饮食因素	高热量摄入*
	高碳水化合物摄入*
	高糖负荷*
	低纤维摄入*
	高血红素铁摄入*
胆囊排空障碍的因素	禁食延长*
	快速减肥或减肥手术*
	体重周期化（指体重重复减少和增加）*
	脊髓损伤*
	胃切除术*#
增加胆红素肠	肝硬化*#

续 表

肝循环因素	克罗恩病*#
	回肠切除#
药物因素	激素替代疗法*
	奥曲肽*
	贝特类*
	钙调神经磷酸酶抑制剂*

注：*胆固醇结石；#黑色素结石。

年龄是胆石症的主要危险因素，因胆石症行胆囊切除患者中，儿童不到2%，且多是溶血性贫血性疾病所致。但随着肥胖儿童的增多，胆石症可能会提早发生。按照年龄调整的男女胆石症发生比如下：30~39岁人群的男女胆石症发生比是1：2.9，50~59岁人群的男女胆石症发生比是1：1.2。胆石症多发生于青年女性，其中未产妇为1.3%，经产妇为13%，其主要机制是雌激素使胆固醇分泌增多，黄体酮使胆囊排空障碍，且妊娠可使疏水与亲水性胆盐平衡失调。

胆石症患者一级亲属中胆石发生率高，比年龄和性别相当的对照者高出1倍。

人类胆石症发病可能是复杂的基因易感性和环境因素共同导致的。结石易感基因即成石基因（lithogenicgenes）如下：

ABCG8p.D19H是人类胆囊结石最常见的遗传危险因素，UDP葡糖醛酸转移酶家族成员A1（UGT1A1）、Gilbert变异体，是男性患胆囊结石的主要危险因素，这两个基因导致15%的人群处于胆囊结石高发病风险状态。一些成石基因的突变可能是胆囊结石形成的主要原因，如常见的胆囊结石相关变异体ABCG5、ABCG8和UGT1A1。另外，ABCB4基因（编码肝胆外翻酶floppase）、ABCB11（编码胆盐输出泵）、CFTR（编码囊性纤维化跨膜调节因子）或CYP7A1（编码胆固醇7α-羟化酶）罕见突变也可直接通过改变胆盐成分而促进胆囊结石的形成。

其他成石基因多态性（诸如编码载脂蛋白、胆固醇酯转移蛋白及肾上腺素能和核受体）可能代表仅在主要遗传危险因素背景下显示出成石效应。引起溶血性贫血的单基因遗传疾病（如遗传性球形红细胞增多症、镰状细胞贫血、地中海贫血和红细胞酶缺乏症）可增加胆囊结石发生的风险。除了上述基因缺陷，CFTR突变引起囊性纤维化也与黑色素结石形成有关。

三、病因与胆石形成机制

正常胆汁是暗绿色或棕黄色的液体，由胆固醇（溶质质量的4%）、卵磷脂（溶质质量的24%）和胆盐（溶质质量的72%）3种主要脂类及水分（>90%）组成。除了色素结石外，胆汁还包含少量蛋白质和无机盐。根据化学成分和外表颜色，胆石主要分为胆固醇结石和色素结石，两种结石的形成具有独立的病因学机制。

胆囊结石的成因十分复杂，并非由单一某种病理因素所致，而是由多种因素综合所致。目前认为其基本因素是胆汁的成分和理化性质发生了改变，导致胆汁中的胆固醇呈过饱和状态，易于沉淀析出和结晶而形成结石。另外，胆囊结石患者的胆汁中可能存在一种促成核因子，通过分泌黏液糖蛋白促使结石形成。胆囊收缩能力减低、胆囊内胆汁淤滞也在结石形成中发挥重要作用。

（一）胆固醇结石

胆固醇结石与胆汁中胆固醇平衡紊乱有关，涉及多因素、复杂的病理生理过程，主要包括下列三个方面：

1. 胆汁中胆固醇呈过饱和状态

胆固醇极难溶于水，胆固醇是强烈的疏水分子，只有与胆盐和卵磷脂一起形成饱和微胶粒及小泡，才能溶于水中。在正常胆汁中，胆盐与卵磷脂所形成的微胶粒可维持胆固醇在胆汁中的溶解状态。因此，胆固醇可在胆汁中以溶解状态保持相对高的浓度。在正常胆汁中，胆盐、磷脂与胆固醇三种成分之间有一定的浓度比例关系，以维持胆固醇溶解状态，而不析出结晶。1968 年，经典的"Admirand-Small 三角"描述了胆盐、磷脂与胆固醇三种成分的关系，并提出胆固醇结石形成的胆汁胆固醇过饱和理论。"Admirand-Small 三角"是指用胆固醇、胆盐、磷脂三者的摩尔百分数来表示它们各自在胆汁中的相对浓度。任何一份胆汁标本都可以在三角形坐标中用一个相应的点来表示，并在胆固醇结晶的过饱和与无胆固醇结晶的非饱和胆汁之间出现明确的分界线。在三角图上，如果胆盐、磷脂和胆固醇的相应点均落在胆固醇饱和曲线内，则表示胆固醇呈溶解状态；如果三种成分的相应点落在饱和曲线范围外，则表明胆固醇呈过饱和状态。胆固醇呈过饱和状态时容易沉淀析出结晶，进而形成胆固醇结石。另外，也可用胆固醇饱和指数来定量地描述胆汁的饱和程度，如饱和指数大于1，有利于胆固醇沉淀形成结石（如图 5-1 所示）。

但"Admirand-Small 三角"假说也存在一定的缺陷，除了胆固醇结石患者胆囊内胆固醇呈过饱和状态外，40%~80%的正常人的胆囊内胆固醇也呈过饱和状态。虽然肝内胆汁的胆固醇饱和度要比胆囊内胆汁的胆固醇饱和度高很多，但是胆固醇结石大都在胆囊内形成，这用"Admirand-Small 三角"难以完全解释。

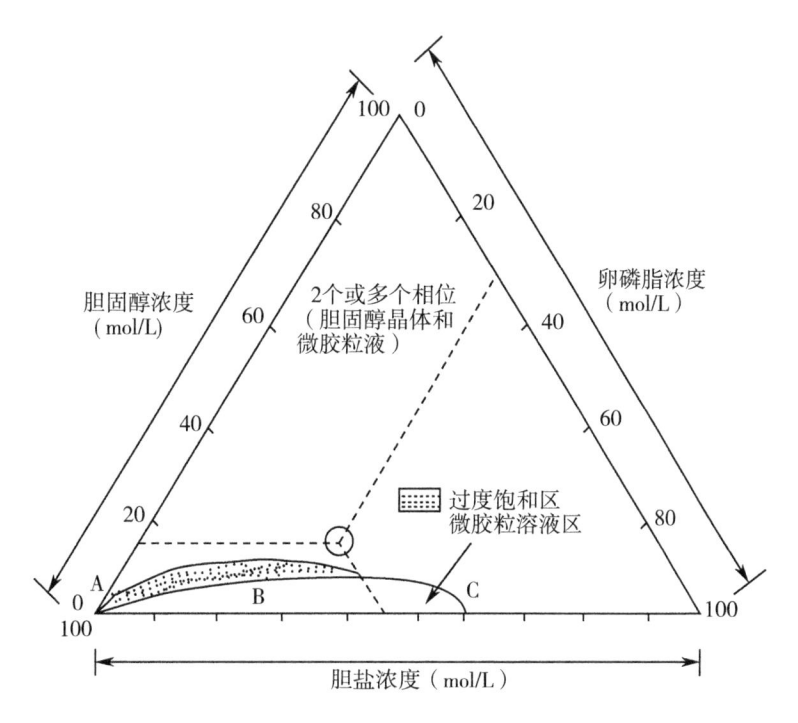

图 5-1 Admirand-Small 三角

2. 胆囊中致石因子分泌增加

胆固醇单水化合物结晶的形成和聚集称为成核现象。由于没有胆石的正常人中也存在分泌胆固醇过饱和胆汁，所以可提示在胆囊结石的形成过程中，存在比胆固醇过饱和更重要的因素，如促胆石形成因子。研究发现，有胆固醇结石的患者，其胆囊内胆汁发生成核现象的速度要快很多。过饱和胆汁中富含由胆固醇的"囊泡"（vesivle）相互融合形成的多层囊泡，内含不稳定胆固醇，其单水结晶由聚集的多层囊泡中析出，最终这些结晶聚集在被黏蛋白覆盖的胆囊黏膜上并开始成核和成石。成核因子可影响这一过程，包括延缓成核过程的抗核因子和促进成核过程的促成核因子，会影响胆汁单层囊泡互相融合成多层囊泡的过程，从而影响成核过程。胆汁中热不稳定的黏蛋白和钙离子是促成核因子，Apo-A1和Apo-A2则是抗成核因子。抗成核因子和促成核因子均存在于正常胆汁中，并处于动态平衡。当这一平衡被打破时，成核过程便迅速发生。

3. 胆囊收缩功能异常

胆囊排空功能正常时，即使胆汁内存在微小结石也能随胆汁排出，但当胆囊排空功能障碍时，滞留的微结石可能逐渐增大。胆囊收缩素（CCK）是胆囊收缩最有效的刺激剂，正常人群在给予CCK后，约95%的胆汁可被排空。胆囊收缩减弱与血浆CCK水平无关，而与胆囊平滑肌细胞上的CCK受体减少有关。

胆囊排空障碍的主要原因是大量的胆固醇从过饱和胆汁中吸收至胆囊上皮细胞中。过量的胆固醇转变为胆固醇酯并储存在黏膜固有层，使平滑肌细胞膜变硬，破坏胆囊收缩素-1受体信号级联、解耦G蛋白介导的信号转导，引起胆囊收缩功能异常，使胆固醇过饱和的胆汁在胆囊中的滞留时间延长，促进胆固醇结晶逐渐变成微结石和肉眼结石。在胆囊结石形成早期，胆囊即可出现排空障碍，且胆囊收缩减弱的幅度与胆汁的成石指数呈正相关。胆囊收缩功能下降导致过饱和胆汁形成，而过饱和胆汁又抑制CCK收缩胆囊，成为结石形成的交互促进因素。高黄体酮水平能降低实验动物的胆囊收缩，从而增加妊娠期结石形成的风险。胆囊排空障碍导致胆盐细菌代谢及次级胆汁酸（脱氧胆酸）增加，而次级胆汁酸反过来可促进肝脏分泌胆汁和形成胆固醇结晶。

（二）胆色素结石

胆色素结石形成是由异常的胆红素代谢所引起的，黑色或棕色色素结石的患者胆汁中含有过量的非结合胆红素。黑色色素结石在没有感染的胆囊内形成，在胆红素浓度增高的患者中（慢性溶血性贫血、无效红细胞生成、回肠疾病、回肠扩大切除术或肝硬化等），更易形成黑色色素结石。棕色结石主要由非结合胆红素钙盐和不同比例的胆固醇、脂肪酸、色素、黏蛋白、磷脂和残留细菌构成。棕色结石在所有胆管树内均可形成，特别是在胆道。胆道阻塞和胆道感染（特别是大肠埃希菌）导致的胆汁淤积是棕色色素结石形成的两个基本条件。大肠埃希菌所产生的β-葡萄糖醛酸酶、磷脂酶A1和缀合胆汁酸水解酶等物质，水解胆红素葡萄糖醛酸苷而产生非结合胆红素。非结合胆红素不溶于水，且可通过其羧基与钙结合形成胆红素钙而沉淀，与黏蛋白一起形成棕色结石。

四、临床表现

20%~40%的胆囊结石患者可始终无明显症状，常在健康体检、腹部手术或尸体解剖时被偶然发现，称无症状性或静止性胆囊结石。有症状的胆囊结石多是由结石移至胆囊颈部或胆囊管发生嵌顿阻塞所致的内脏性疼痛；或结石嵌顿导致胆囊内压力增高，胆囊内胆酸刺激胆囊黏膜，发生急性或慢性胆囊炎。胆囊结石引起的症状常是非特异性的，如右上腹痛、恶心、呕吐、腹胀等。

1. 胆绞痛

这是最常见的临床表现，发生于70%~80%有症状的患者。胆绞痛通常位于右上腹或上腹部，餐后15~30分钟发生，疼痛常放射至右肩胛间区、背部中央或右肩头部，常为持续性绞痛。疼痛可持续3~

4 小时，伴有恶心呕吐。约 1/3 的患者疼痛可突然发作，少数患者疼痛可突然终止。绞痛发作可能间隔多日或数月。胆绞痛发生后，其每年发作的风险比例是 6%～40%，但仍有约 30% 的患者在首次胆绞痛发作后不再发作。

2. 消化不良

多数患者仅在进食后，特别是脂肪餐后，出现上腹部或右上腹部隐痛、饱胀、嗳气等症状。这些症状虽然常见，但缺乏特异性。

3. 胆囊积液

胆囊结石长期嵌顿但未合并感染时，其胆囊逐渐胀大，可于肋缘下触及或超声检出，但无胆囊炎的表现。胆囊胆汁中的胆色素被胆囊黏膜吸收，并分泌黏液性物质而致胆囊积液。此时，胆囊积存的液体呈透明无色，称为"白胆汁"。

五、辅助检查

（一）超声

超声下结石表现为回声增强的光团或光斑，其后方常伴有声影，胆囊壁厚度一般在 2～3mm，也可发现胆囊壁完全或斑片状钙化（瓷化胆囊）。超声对胆囊结石的正确诊断率超过 95%，是首选的检查手段，但该检查手段的准确率常受患者胃肠道气体多少、检查者的经验及超声仪器的性能等因素影响。超声检查未能发现结石，并不能完全排除结石的诊断。临床怀疑胆囊结石但超声检查阴性时，应进行超声内镜（EUS）或磁共振（MRC）检查，可发现腹部超声不能发现的微结石。

（二）CT

CT 胆囊结石表现：①胆固醇结石，为低密度或等密度结石，平扫多不易显示。口服胆囊造影剂后 CT 扫描为低密度充盈缺损，结石位置可随体位改变而变化。②胆色素结石，为高密度结石，CT 值多在 50 HU 以上。如为泥沙样结石，其常沉积于胆囊下部，呈高密度，形成胆汁结石平面。③混合性结石，结石边缘呈高密度环而中心呈低密度的结石。④钙胆汁，罕见，与胆囊管梗阻、胆囊感染及胆囊内胆汁碱化等因素有关，胆囊内呈均匀高密度，CT 值常高于 60HU，CT 对胆囊结石的敏感性和特异性分别为 79% 和 100%。

（三）MRI

MRI 对软组织结构显示较 CT 更有优势，不需静脉注射造影剂就能显示解剖关系，且有产生伪影少等优点。MRI 诊断胆石症与 CT 基本相同。CT 和 MRI 虽可显示胆囊结石，但其价格昂贵，不推荐常规采用。

六、并发症

胆囊结石可通过生理性管道移行，导致相应器官的损害及并发症，包括：①小结石通过胆囊管进入胆总管，引起继发性胆总管结石。②进入胆总管的小结石致 Oddi 括约肌损伤或嵌顿于壶腹部引发胰腺炎。③结石压迫，导致胆囊-十二指肠瘘。④结石经胆囊排至小肠引起肠腔机械性梗阻，即胆石性肠梗阻，如胆石梗阻位于十二指肠，称 Bouveret 综合征。⑤结石导致慢性炎症，可诱发胆囊癌。⑥胆囊结石反射性引起心脏功能失调或节律性改变，从而出现一组临床综合征，称为胆心综合征。

Mirizzi 综合征是指较大结石嵌顿和压迫胆囊壶腹部和颈部，引起肝总管狭窄或胆囊胆管瘘，也可导致反复发作的胆囊炎、胆管炎及梗阻性黄疸。解剖学变异，尤其是胆囊管与肝总管平行是发生该疾病的重要条件。Mirizzi综合征占胆囊切除术患者的0.7%~1.1%。

七、诊断与鉴别诊断

临床症状和体征不具备特异性，且有相当部分患者无症状。因此，有症状者只能疑诊胆囊结石，而确诊胆囊结石需要影像学证据。胆绞痛需与急慢性消化道穿孔、急性胰腺炎、心绞痛、心肌梗死、降主动脉瘤等疾病相鉴别。

八、治疗

胆囊结石的治疗主要是手术切除全部胆囊，因为迄今尚无证据表明使用药物或其他非手术疗法能完全溶解或排尽结石。

（一）外科治疗

胆囊切除术是目前治疗胆囊结石的首选方法，效果明确，适用于有症状和（或）有并发症的胆囊结石。

1. 手术指征

无症状胆囊结石发生症状和并发症的累计风险相当低，10年发病率为15%，15年发病率仅为18%。无症状胆囊结石维持15年后，一般不再发展为症状性胆囊结石。因此，对于无症状的胆囊结石，不一定需要立即行胆囊切除，可以观察和随诊，尽管胆囊结石是胆囊肿瘤发病的危险因素。胆囊结石患者胆囊癌的发病率约为1∶10 000，而无胆囊结石的个体的胆囊癌发病率约为1∶20 000。由于发病风险较低，所以不推荐对胆囊结石患者实行预防性胆囊切除。

目前，胆囊结石手术主要指征：①胆囊结石长径超过2~3cm。②伴有胆囊息肉。③胆囊壁增厚。④胆囊壁钙化或瓷性胆囊。⑤合并糖尿病，由于糖尿病患者合并胆囊结石易发生脓毒血症，围术期的发病率和死亡风险增加，故在糖尿病控制时，应切除胆囊。⑥老年人和（或）有心肺功能障碍者，因为当急性胆囊炎发作或发生并发症而被迫施行急诊手术时，危险性远较择期性手术大。⑦上腹部其他择期手术时。

2. 手术方式

（1）胆囊切除术：1987年法国医师行第一例腹腔镜胆囊切除术。目前，这项术式被广泛接受和应用，替代了大部分开腹胆囊切除术。腹腔镜胆囊切除术，是一种微创手术，具有创伤小、痛苦轻、恢复快、住院时间短和遗留瘢痕较小等优点。该手术方式的禁忌证包括：①疑似胆囊癌变者。②合并原发性胆管结石及胆管狭窄者。③腹腔内严重感染及腹膜炎。④疑有腹腔广泛粘连。⑤合并妊娠。⑥有出血倾向或凝血功能障碍者。⑦有严重心肺等重要脏器功能障碍而难以难受全身麻醉及手术者。

（2）内镜下保胆取石术：该术式尚在探索中，未能广泛应用。实施内镜下保胆取石术的前提是，胆囊收缩功能正常，具有保留的必要，否则就没有必要保留胆囊。这类手术主要有两种方式。①在超声内镜引导下，经胃壁或十二指肠球部肠壁穿刺胆囊，应用自膨式双蘑菇头支架，取出胆囊结石，保留胆囊。②经自然腔道内镜手术（NOTES），用内镜在胃壁开窗，然后内镜从胃壁上窗口进入腹腔，找到胆囊，对朝向胃壁的胆囊体行开窗，随后内镜进入胆囊，用取石网篮将胆囊结石从胆囊取出，最后内镜下依次缝合胆囊和胃壁，完成内镜保胆取石手术。对于多数患者，虽然内镜下可以完成保胆取石术，但其治疗性价比仍低于腹腔镜胆囊切除术，术后胆囊和胃或十二指肠球部粘连问题也需重视。

（二）非手术治疗

常用的非手术治疗有口服溶石、灌注溶石、体外震波碎石和中药排石等。

熊去氧胆酸可使胆汁中总胆汁酸的升高，溶解胆固醇结石，主要用于胆囊功能良好、长径<1cm 的胆固醇结石。口服剂量 8~12mg/（kg·d），睡前顿服的疗效好于分次服用，至少持续 6 个月，可使 40% 的患者结石完全溶解。治疗成功率与胆石直径呈负相关，对多发小结石（<1mm）的治疗效果较好。由于胆囊结石溶解速率非常慢，在结石溶解后的 3~5 年，大约 50% 患者的胆石症会复发，因此该方法未能在临床上广泛应用。

（刘　娟）

第三节　胆囊肿瘤

胆囊肿瘤是原发于胆囊的良性及恶性肿瘤的统称，多为上皮组织来源，可由慢性炎症等多种病因导致。据世界卫生组织公布的数据显示，中国的胆囊癌年发病率为每 10 万人中有 11.5 人患上该病。胆囊肿瘤起病隐匿，主要临床表现可为右上腹疼痛、黄疸、消瘦等。腹部影像学检查如超声、计算机断层扫描（CT）等是发现、评估胆囊肿瘤的重要手段。良性胆囊肿瘤可以转化为恶性胆囊肿瘤，后者的预后较差，晚期胆囊癌的 5 年生存率不足 5%，故胆囊肿瘤的早期诊断及治疗尤为重要。

一、胆囊腺瘤

胆囊腺瘤是胆囊常见的良性肿瘤，在胆囊切除标本中约占 1%，以中、老年女性多见。胆囊腺瘤多为单发的有蒂息肉，也可多发，外形可呈乳头状或非乳头状，直径为 0.5~2.0cm。腺瘤表面可溃破出血、坏死、感染。患者可无明显症状，部分患者可有右上腹轻度不适，偶有右上腹疼痛并向右肩背放射，以及腹胀、恶心、呕吐、厌油和消化不良等临床症状。胆囊腺瘤癌变率为 10%~30%，癌变机会与腺瘤大小及腺瘤是否出血、坏死等呈正相关。有学者认为，胆囊腺瘤是胆囊癌的癌前病变，一旦确诊，推荐手术切除。术中应将切除的胆囊连同腺瘤送冷冻切片或快速切片病理检查以明确性质，术后应作常规石蜡切片、免疫组化等病理检查，如发现癌变则需按胆囊癌的处理原则进行处理。胆囊腺瘤若合并出血、坏死、感染等，也宜尽早进行手术治疗。

二、胆囊癌

胆囊癌是指发生在胆囊的恶性肿瘤，多为上皮来源，是胆道最常见的恶性病变。胆囊癌分原发性胆囊癌和继发性胆囊癌，后者只占极少一部分，主要来自消化系肿瘤的侵犯和转移。原发性胆囊癌起病隐匿，患者早期多无典型症状或可表现为上腹部疼痛、消化不良、食欲减退、黄疸等非特异性症状。大部分患者在初次诊断时已属中晚期，即使进行外科手术治疗，预后仍较差。

（一）流行病学

胆囊癌是相对少见的消化系肿瘤。其发病率在消化系统恶性肿瘤中位于胃癌、食管癌、肝癌、结直肠癌、胰腺癌之后，居第 6 位。胆囊癌的发病率随年龄的增长而增加：据统计，超过 90% 的胆囊癌患者年龄在50岁以上，平均发病年龄为58岁。胆囊癌的发病率在不同性别之间存在一定差异：在20世纪70—80年代，胆囊癌患者中女性约为男性的2倍，但目前性别之间的差异正逐渐变小；我国男女患病比例约为1∶1.2。另有国外调查显示，肥胖人群也是胆囊癌的高危群体：对于男性，BMI高于正常值上限$5kg/m^2$者，胆囊癌发病率约为非肥胖人群的1.6倍。

（二）发病机制

胆囊癌发生的确切原因尚未明确，但长期的临床实践和流行病学调查发现许多与胆囊癌密切相关的高危因素。了解胆囊癌的高危因素有助于胆囊癌的早期识别和诊断。

1. 胆囊结石与慢性胆囊炎

国内外统计显示，有40%~90%的胆囊癌患者同时存在胆囊结石。有胆囊结石者发生胆囊癌的危险性较无胆囊结石者高出6~15倍。因结石而手术切除胆囊的标本中，可有1.5%~6.3%意外发现胆囊癌存在，且结石直径与发病率呈显著正相关，直径>30mm结石的胆囊癌发病率是直径<10mm结石的10倍之多。慢性胆囊炎患者胆汁中的胆固醇和胆酸盐，在感染等因素的影响下（特别是厌氧菌梭形芽孢杆菌感染时）可转化成MCA（methyleholanthrene）等致癌物质，直接诱发肿瘤。

胆囊结石及慢性胆囊炎的慢性刺激是胆囊上皮发生持续炎症及反复修复的重要原因。在长期炎症刺激下，黏膜可发生不同类型的增生及化生；单纯上皮增生可转化为不典型增生，甚至发生原位癌。在此背景下，叠加不同种类致癌物质（如MCA等胆汁成分代谢产物），胆囊癌的发生概率大大增加。

2. 胆囊腺瘤和胆囊腺肌增生症

胆囊腺瘤是胆囊癌的癌前病变，有10%~30%的胆囊腺瘤可以演变成癌，特别是直径>12mm的腺瘤。在临床实践中也可发现，几乎所有的胆囊原位癌和约20%的浸润性胆囊癌组织内均含有胆囊腺瘤的成分，提示两者之间关系密切。

胆囊腺肌增生症又称胆囊腺肌瘤，本是一种良性疾病。然而有研究发现，在胆囊腺肌瘤的表面，局限性覆盖含有黏液的黏膜中常见黏液细胞化生，此类化生易于恶变。故胆囊腺肌瘤是具有潜在癌变风险的疾病，应密切关注病变进展，必要时积极处理。

3. 胆囊息肉

胆囊息肉包括胆固醇性息肉、腺瘤性息肉、腺肌瘤等。虽然腺瘤性息肉是一种既非炎症也非肿瘤的增生性病变，但其表面存在上皮增生并伴有肠化生，因此被认为是潜在的癌前病变，与胆囊癌的发生有关。腺样增生因黏膜上皮伸入肌层而形成的罗-阿窦明显增多，窦口上常有狭窄，致窦内有胆汁潴积、炎症或胆石嵌入，长期刺激下有恶变可能。腺肌瘤则属于胆囊增生性病变，显微镜下以上皮及间质细胞活跃增生形成腺腔样结构为特征，其上皮也可发生不典型增生。

4. 其他

胆囊癌的可能病因还包括原发性硬化性胆管炎、胆胰管汇合异常、慢性伤寒沙门菌感染、肥胖和糖尿病、遗传等多种因素。

（三）病理

1. 大体病理

从大体上看，胆囊癌的病理分型包括肿块型、浸润型和肿块-浸润混合型。肿块型是指胆囊癌向胆囊腔内突出，外形为大小不等的菜花样病灶，此型占胆囊癌总数的80%~90%。浸润型则表现为胆囊壁增厚，胆囊壁与肝脏紧贴，其易浸润肝脏发生转移，甚至可侵入肝门及胆道系统而导致黄疸。多数胆囊癌具有部分浸润型（即肿块-浸润混合型）的特征，常见胆囊壁均匀不等的增厚现象。

2. 组织病理

在组织学上，胆囊癌可分为腺癌、鳞状细胞癌、腺鳞癌、肉瘤以及未分化癌等，其中腺癌占85%以上。腺癌又分为以下几种：①乳头状腺癌。可能由乳头状息肉恶变而来，肿瘤向胆囊腔内生长，影响胆囊排空，肿瘤表面可出现溃疡，易引起感染。肿瘤如果阻塞胆囊颈，可使胆囊肿大，胆囊壁变薄，外形似胆囊脓肿或积液。②浸润型腺癌。较多见，约占腺癌的70%，可导致胆囊缩小，胆囊壁变硬且增厚。③硬化型腺癌。可同时伴有胆道硬化，导致胆道任何部位发生梗阻。④黏液型腺癌。肿瘤松软，容易破溃导致胆囊穿孔。未分化癌、鳞状上皮细胞癌等胆囊癌组织亚型的恶性程度较高，有生长快和转移早的特点。

3. 转移途径

胆囊癌的特点之一是早期易发生侵袭转移。其转移途径主要有4种：①经黏膜淋巴组织迁移到局部淋巴结。②直接侵犯肝脏或其他邻近器官。③经血液循环向远处散布，以及向腹膜转移。④通过活检针道或者外科创伤医源性播散。因胆囊壁仅有较薄的固有层和单一肌层，并且胆囊与肝脏之间无浆膜覆盖阻隔，故胆囊癌易突破胆囊壁发生早期的淋巴和血行转移。胆囊癌细胞可通过胆囊后腹膜途径、胆囊腹腔干途径及胆囊肠系膜途径发生淋巴转移。胆囊癌还可通过侵犯胆囊的引流静脉或胆囊与肝脏的交通静脉向肝脏或全身转移。此外，胆囊癌还可通过局部浸润向肝脏、胆总管、结肠、十二指肠、大网膜或者胃转移。

（四）临床表现

胆囊癌早期常无特异性临床表现，或只有慢性胆囊炎或胆囊结石的症状如腹痛、恶心、呕吐等，故早期诊断较为困难。因此，对于胆囊区不适或疼痛的患者，特别是50岁以上存在胆囊结石、炎症、息肉者，应进行定期B超检查，力争早期诊断。出现上腹部持续性疼痛、包块、黄疸等，往往提示病变已到晚期，此时诊断虽较容易明确，但治疗效果及预后均很不理想。

1. 症状

（1）右上腹疼痛：胆囊癌患者常见的临床症状。由于胆囊癌多与胆囊结石、炎症并存，故疼痛性质常与胆囊炎或胆囊结石相似，开始为右上腹不适，继之出现持续性隐痛或钝痛，有时伴阵发性剧痛并向右肩放射。当肿瘤侵犯至浆膜或胆囊床，则出现定位症状。少数肿瘤穿透浆膜，可发生胆囊急性穿孔、腹膜炎，或慢性穿透至其他脏器形成内瘘。值得注意的是，部分胆囊癌患者可以急性胆囊炎为首发表现，此类患者常常是早期胆囊癌，预后较好。

（2）消化道症状：患者可出现消化不良、腹胀、厌油、嗳气、食欲缺乏等症状，可能是由胆囊癌患者胆汁贮存及排泄功能受损，不能对脂肪物质进行充分的消化所致。

（3）黄疸：往往在病程晚期出现。随着病变的进展，癌组织侵犯胆管，引起胆道梗阻所致。

（4）腹部肿块：病变进展到晚期，右上腹或上腹部可出现肿块。其原因如下：①胆囊癌浸润肝脏或周围组织。②肿瘤迅速增长而阻塞胆管，查体可发现肿大的胆囊。③肿瘤侵犯十二指肠引起梗阻，此时可同时出现上消化道梗阻相应表现。④肿瘤侵及肝、胃、胰等腹腔脏器，也可出现相应部位包块。

（5）全身症状：约有1/4的患者可出现发热，可能与肿瘤组织局部坏死、感染、炎症因子持续释放等有关。随着疾病的进展，可伴有难以解释的消瘦、乏力、贫血，甚至出现恶病质、全身衰竭等。

2. 体征

（1）黄疸：表现为黏膜、皮肤黄染，多为梗阻性黄疸。一旦黄疸出现，病变多已到了晚期。

(2) 右上腹包块：右上腹可触及较为光滑肿大的胆囊，与周围组织无粘连时，移动性大；与周围组织有粘连时，可触及明显的不规则肿块，有时还可触到肿大的肝脏、十二指肠梗阻的包块等。

(3) 腹水：肿瘤腹膜转移出现腹水的患者，腹部移动性浊音可呈阳性。

(五) 辅助检查

1. 实验室检查

胆囊癌患者血液检查可出现CA19-9、CEA等肿瘤标志物的异常升高。CA19-9高于20 U/mL时，诊断胆囊癌的敏感性和特异性均约为79%。CEA高于5 ng/mL时，诊断胆囊癌的特异性约92.7%，但敏感性仅为50%。可考虑将这两种肿瘤标志物联合起来，以提高诊断率。如有条件，细针穿刺取胆汁行肿瘤标志物检查的诊断价值更大。对于胆囊癌引起的梗阻性黄疸患者，可出现血胆红素升高，且以结合胆红素升高为主。部分患者可出现胆固醇和碱性磷酸酶升高。长期胆汁淤滞可引起谷草转氨酶和谷丙转氨酶升高、血沉增快等。

2. 影像学检查

(1) 超声：腹部超声是胆囊癌诊断和术前评估的首选检查，但对胆囊癌早期的诊断效能较差。B超下胆囊癌可表现为4种类型，即息肉型、肿块型、厚壁型以及弥漫型。胆囊癌早期可表现为胆囊内形状不规则、不均匀的低回声或等回声影，不伴声影，通常直径超过10mm，且不随患者体位变化而变化。正常胆囊壁厚度不超过3mm，而胆囊癌患者可见胆囊局部厚度超过1cm，这对诊断有重要的提示意义。对于进展期发生浸润的胆囊癌，超声下可见胆囊和肝脏分界消失。彩色多普勒超声可显示病灶区血流信号，从而有助于鉴别胆囊癌与其他良性胆囊占位性病变。相比良性胆囊肿瘤，胆囊癌组织中通常可出现血流信号。胆囊癌组织内血流速度也高于胆囊腺瘤等良性胆囊肿瘤。内镜超声（EUS）也被应用于胆囊癌的诊断。EUS可在十二指肠球部和降部对胆囊直接进行扫描，精确显示乳头状高回声或低回声团块及浸润囊壁等结构。

(2) CT检查：CT检查对肿瘤定性和转移的判断优于B超，对胆囊癌的诊断率为75%~88%。普通扫描也可显示不同大体分型的胆囊癌病变，如胆囊壁增厚不均匀、腔内有位置及形态固定的肿物；或能发现肝转移或淋巴结肿大。动态增强扫描可显示肿块或胆囊壁的强化，延迟期达高峰，从而清晰显示胆囊壁侵犯程度、毗邻器官受累和淋巴结转移情况。

(3) MRI及MRCP检查：胆囊癌在平扫T_1WI上呈稍低信号或等信号，在T_2WI上为高信号或等信号。MRI动态增强扫描胆囊壁可见不同程度的持续强化或进行性强化，强化幅度不均匀，部分肿块型病例中央可见无强化区。MRI检查同时也可显示病变引起的胆管系统扩张，以及淋巴结、肝脏转移情况等。诊断不明时，可联合血管成像及磁共振胆管成像（MRCP）。MRCP可将胆汁和胰液作为天然造影剂，在胆道和胰管显像中具有独到的优势。胆囊癌在MRCP下可表现为胆囊腔内软组织肿块或胆囊壁不规则增厚。MRCP对于合并胆胰管梗阻者有较高价值，但对无胆道梗阻的早期胆囊癌效果不如B超。

(4) PET-CT检查：对胆囊癌敏感性高，可发现胆囊癌早期病变，可检出长径<10mm的转移病灶，主要用于对胆囊癌的临床分期。

3. 细胞学及组织病理检查

超声或CT引导下的细针穿刺活检（FNAC）是进行细胞学及组织检查的有力手段。可用于对胆囊癌患者进行术前细胞学诊断，也可对已处于晚期且不准备进行手术治疗的胆囊癌患者进行确诊。值得注意的是，虽然活检获得的阳性病理结果能使手术依据更加充分，但其存在相当高的假阴性可能，即活检阴性并不能排除胆囊癌的存在。但活检过程中胆囊癌细胞有通过腹膜、穿刺针道种植的风险，对于高度怀疑胆囊癌的患者且可疑病灶能够彻底切除者，不推荐进行术前或术中的组织活检，以免造成肿瘤的播散、种植。此外，对胆管进行刷检以及胆汁的细胞学检查对胆囊癌也有一定诊断意义，能够避免肿瘤的播散和种植，但其诊断的敏感性较低，容易造成漏诊。

（六）诊断与鉴别诊断

1. 诊断

胆囊癌的诊断需要全面考虑患者的危险因素、症状、体征、实验室检查，以及影像学检查结果，必要时需要依赖术中和（或）术后组织病理检查的结果来综合判断。临床上胆囊癌的早期诊断较为困难，导致能行治愈性手术切除的患者不多，术后5年生存率较低。

2. 胆囊癌的分期

胆囊癌的分期与患者的临床预后有密切关系，目前常用的临床分期主要有Nevin分期和TNM分期。

（1）Nevin分期：主要分期依据是胆囊癌的浸润深度以及累及范围。

Ⅰ期：癌组织仅位于黏膜内，即原位癌。

Ⅱ期：癌肿侵及胆囊黏膜和肌层。

Ⅲ期：癌肿侵及胆囊壁全层。

Ⅳ期：癌肿侵及胆囊壁全层并伴有淋巴结转移。

Ⅴ期：胆囊癌累及肝脏、胆囊周围邻近器官或有远处转移。

（2）TNM分期：TNM分期是由国际抗癌联盟（UICC）及美国癌症联合委员会（AJCC）制定的，该分期系统以肿瘤侵犯范围为基础，能够较好地预测患者预后。具体的分期如表5-3所示。

表5-3 胆囊癌TNM分期（UICC/AJCC）

分期	范围
0期	原位癌 $T_{is}N_0M_0$
Ⅰ期	仅侵犯黏膜和肌层（$T_1N_0M_0$）
Ⅱ期	侵犯胆囊壁肌层周围结缔组织（$T_2N_0M_0$）
ⅢA期	侵透浆膜层、直接侵犯肝脏和/或一个邻近器官或组织，如胃、十二指肠、结肠、胰腺、肠系膜、肝外胆管等（$T_3N_0M_0$）
ⅢB期	合并肝门部淋巴结转移（包括胆总管、肝动脉、门静脉及胆囊管淋巴结）（$T_{1\sim3}N_1M_0$）
ⅣA期	侵犯门静脉主干、肝动脉或侵犯两个及两个以上的肝外器官或组织（$T_4N_{0\sim1}M_0$）
ⅣB期	合并远处淋巴结转移（腹腔干、十二指肠旁、胰腺旁、肠系膜上动脉淋巴结）（$T_{1\sim4}N_2M_0$，$T_{1\sim4}N_{1\sim2}M_1$）

3. 鉴别诊断

胆囊癌需与下列疾病进行鉴别：

（1）胆囊息肉：早期胆囊癌和胆囊息肉不易鉴别，但胆囊息肉一般不出现肿瘤标志物的增高。B超检查时，胆囊息肉、腺瘤等病变在声像图上均可表现为自囊壁凸向腔内的小光团，后方不伴声影。在形态学上，腺瘤、息肉的体积多较小，基底部窄，表面光整；而小结节型胆囊癌大多在10mm以上，基底宽，表面不光滑。影像学上对于直径>10mm、单个宽基底的息肉，需要警惕胆囊癌可能。同时，对于年龄>60岁、既往有胆囊结石或长期慢性胆囊炎病史者，更应高度怀疑，需积极考虑手术可能，并在术中行病理检查以确诊。

（2）慢性胆囊炎：胆囊癌患者常可出现与慢性胆囊炎类似的临床表现，而胆囊癌患者往往又同时伴有慢性胆囊炎，故胆囊癌容易被误认为慢性胆囊炎，从而延误诊断治疗。值得注意的是，在慢性胆囊炎长期炎症刺激下，黏膜可发生不典型增生，甚至发生原位癌。故对存在胆囊癌危险因素的慢性胆囊炎患者进行诊断时，也应注意早癌的可能。超声、CT及肿瘤标志物等检查，有助于慢性胆囊炎和早期胆囊癌的鉴别。

肿块型胆囊癌有时需与胆囊内炎性产物堆积、血块及浓缩胆汁相鉴别：胆囊腔内物质团块B超检查时可发现在胆囊腔内形成的声学界面，表现为腔内不规则形态低回声区，不伴声影，内部回声也可不均匀，分布于胆囊内后壁或颈、体各部位。鉴别的关键在于仔细观察胆囊内低回声与胆囊壁的位置关系（附着还是贴合）。此外，诊断还需结合临床资料，如长期食欲缺乏、进食量减少的各种疾病，可致胆汁萎缩，密度增高。对症状及声像图不典型的病例，短期内复查超声，动态观察腔内异常回声的变化，对鉴别诊断有一定价值。

（3）急性胆囊炎：部分胆囊癌患者以急性胆囊炎为主要表现，其主要机制是由胆囊癌伴发的胆囊结石在胆囊颈部形成嵌顿或位于胆囊颈部的肿瘤阻塞胆囊管导致。对于以急性胆囊炎为首发表现者，B超及CT检查若发现胆囊内肿块或胆囊壁局部增厚，需要考虑胆囊癌的可能。胆囊癌合并坏死、感染时，也需要与急性胆囊炎或胆囊坏疽形成的脓肿鉴别。虽然影像学检查可能无法区分，但胆囊癌血供丰富，CA19-9或CEA升高明显。为避免仅为诊断而行腹腔镜或剖腹探查，可考虑行超声引导下的细针抽吸活检，从而有助于获得诊断。

（4）黄色肉芽肿性胆囊炎：该病是一种特殊类型的胆囊炎症，也可表现为对肝脏和周围组织、器官的侵犯，术前影像检查，甚至术中探查很难将两者区别，因而易误诊为胆囊癌而进行不必要的治疗。黄色肉芽肿性胆囊炎患者多有糖尿病既往病史，肿瘤标志物正常。其影像学特点表现为胆囊壁较均匀增厚，胆囊壁呈现"轨道征"，孤立的结节状突起较少见。

（七）治疗

目前，对于胆囊癌的治疗原则包括早诊早治、及时行根治性切除术。外科根治性切除仍是治愈的唯一机会。放化疗的治疗方案需要进一步规范，靶向治疗、免疫治疗等新疗法的疗效还有待进一步循证医学证据。

1. 手术治疗

手术治疗是胆囊癌患者的首选治疗方法。临床上对可疑的胆囊癌患者应尽早手术，并根据术中分期和病理结果来决定具体术式。主要的手术方式包括单纯胆囊切除术、胆囊癌根治术和胆囊癌扩大根治术。对于晚期胆囊癌，术前或术中探查确定无法根治切除病灶，或者已经出现远处转移时，应当行姑息性手术。

（1）单纯胆囊切除术：适用于NevinⅠ期及UICCⅠ期病变。这些病变一般因胆囊结石、胆囊炎行胆囊切除后病理检查发现胆囊癌，如局限于胆囊黏膜层，则没有必要再追加手术。有研究认为，此时即使再做手术扩大根治范围，也不一定能改变生存率和预后。但如病理检查切缘浆膜阳性，应再次手术切除并清扫局部淋巴结。

（2）胆囊癌根治性切除术：适用于NevinⅡ、Ⅲ、Ⅳ期和UICCⅡ期病变。切除范围除胆囊外还包括，距胆囊床2cm以远的肝楔形切除及胆囊引流区域的淋巴结（如门静脉、肝动脉和肝外胆管周围等淋巴结）清扫术。当癌肿侵犯胰腺后面时，还须加胰十二指肠切除术。

（3）胆囊癌扩大根治术：对NevinⅢ、Ⅳ期和UICCⅢ、ⅣA期病变，国内、外均有越来越多成功的手术治疗的报告。除根治性切除外，切除范围还包括右半肝或右三叶肝切除、胰十二指肠切除、肝动脉和（或）门静脉重建术。但手术范围的扩大，将明显增加手术的风险，且能否提高治疗效果尚有待商榷。有学者认为，如胆囊癌已侵犯浆膜层，即使做扩大根治术，也不能显著改善预后。

(4) 姑息性手术：适用于晚期胆囊癌（Nevin V 期、UICC IV 期）引起其他并发症（如梗阻性黄疸、十二指肠梗阻等）的患者。手术目的主要是缓解症状，可行肝总管空肠吻合、经圆韧带入路的左肝管空肠吻合或切开胆管行 U 形管外引流手术等；不能手术的患者可经皮、肝穿刺或经内镜在狭窄部位放置内支撑管引流。有十二指肠或幽门梗阻者，可行胃空肠吻合术。

2. 放射治疗

胆囊癌手术根治切除率较低，行扩大根治术后复发率高，这是导致死亡的主要原因，故术后可考虑加用放射治疗。胆囊癌对放疗有一定敏感性，手术加放疗可延长生命，改善生活质量。目前常用的术后放疗方法包括三维适形放疗、立体定向放疗等。放疗对胆囊癌的治疗意义尚需更多的临床研究证实，如在照射中出现黄疸加深、持续性疼痛，或超声检查病变较前发展，即认为治疗无效，应终止照射。

3. 化学药物治疗

(1) 介入化学治疗：常用的介入化疗技术包括选择性胆囊动脉及肝动脉灌注化疗技术等。对邻近肝脏直接浸润的进展期胆囊癌，可选择到肝右动脉至胆囊动脉行灌注化疗；若胆囊动脉纤细进入困难，可先将肝右动脉远端分支栓塞，后经肝右动脉主干灌注，药物即可大部分进入胆囊动脉。选择性动脉栓塞治疗则是在灌注化疗的基础上，以碘油抗癌药乳剂栓塞肿瘤血管，以达到阻断肿瘤血供的目的。

(2) 全身性化疗：以吉西他滨或氟尿嘧啶为基础的化疗已成为晚期胆道肿瘤的标准治疗方案，但效果仍不够理想。对于吉西他滨不敏感的患者，可以考虑使用由替加氟、吉美嘧啶及奥替拉西组成的二线药物治疗。但总体来说，不同化疗方案对胆囊癌的疗效尚需更多的临床研究证实。

4. 治疗新进展

随着肿瘤个性化治疗理念的推动及高通量测序技术的发展，人们对胆囊癌的认识也越来越深刻。在胆囊癌患者中，约 19% 可发生 HER2 基因扩增及高表达。有学者试用 HER2 抑制剂曲妥单抗联合紫杉醇对已发生肝转移且吉西他滨耐药的胆囊癌患者进行治疗，发现可使转移病灶体积缩小至原先的 1/4，而且可使 CA19-9 降低至原先的 1/10；另有一项单一使用曲妥单抗治疗无法手术切除晚期胆囊癌的 II 期临床研究（NCT00478140）也显示出了初步的效果。除此之外，胆囊癌中 WNT/β-catenin、Hedgehog、HGF/c-MET 等信号通路均呈激活状态，针对它们的特异性抑制剂如 DKK1 有望成为潜在的胆囊癌靶向药物。免疫治疗及细胞治疗胆囊癌的效果，目前正在研究之中，尚未有公认的推荐靶点或方案。

(八) 预后

胆囊癌预后与胆囊癌的临床分期密切相关。局限于胆囊黏膜和固有层的患者术后效果较好，行单纯胆囊切除术后 5 年生存率可达 85%~100%；T_2 期患者行扩大根治切除术后 5 年生存率可达 59%~61%；而晚期胆囊癌术后 1 年生存率低于 80%，5 年生存率则低于 5%。因此，早期切除合并慢性结石、慢性炎症或腺瘤样息肉的胆囊，是预防胆囊癌发生的必要手段。

(战秀岚)

第六章 老年消化系统疾病

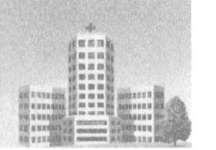

第一节 老年胃食管反流病

胃食管反流病（gastroesophageal reflux disease，GERD）是指胃和（或）十二指肠内容物反流入食管引起烧心等症状，可引起反流性食管炎（reflux esophagitis，RE），以及咽喉、气管等食管以外的组织损害。胃食管反流病在西方国家十分常见，人群中7%~15%有胃食管反流症状，发病随年龄增加而增加，Stoke认为GERD发病高峰期年龄为60~70岁。Heading的研究结果表明，GERD患病的平均年龄为61岁，其中25%的患者>75岁。国内上海、北京两地的报道显示，胃食管反流病的患病率为5.77%，低于西方国家，病情亦较轻。老年人胃食管反流病的流行病学资料尚缺乏。

一、病因和发病机制

正常人24小时约有2%的时间可在食管下端测到胃内食物的pH，这种时间短、暂不产生症状的反流为生理性胃食管反流。如24小时pH<4的百分比时间>2%，且有胃食管反流症状或合并食管组织学改变证据的，则称之为病理性胃食管反流。GERD发生、发展是抗反流机制破坏和反流物对食管黏膜攻击作用的结果。

1. 抗反流解剖屏障损害

食管胃连接处的解剖结构有利于抗反流，其中食管下括约肌（LES）在抗胃食管反流作用方面十分重要。LES长为2~4cm的高压带，该处静息压为2.0~4.0kPa（15~30mmHg），构成一个压力屏障，起着防止胃内容物反流入食管的生理作用。LES的抗反流功能受神经-体液控制，也受消化道及其他激素的影响。促胃液素、胃动素、缩胆囊素、P物质等可使LES收缩，而胰泌素、胰高糖素、血管活性肠肽、前列腺素E_1、前列腺素E_2和前列腺素A_2则可使之松弛。临床资料表明GER者的LES压降低，而增加LES的药物则可使反流症状改善。正常人腹内压增加能通过迷走神经而引起LES收缩反射，使LES压成倍增加以防GER。LES压过低和腹内压增加时不能引起有力的LES收缩反应者，则可导致GER。老年人肌肉松弛，肌张力降低，加之肥胖、便秘及胃排空延缓等腹内压或胃内压增加的因素，加重抗反流屏障的破坏，使胃食管反流增加。

2. 食管的清除作用

食管的清除能力是通过食管蠕动、唾液中和及食管的重力实现的。三者的相互作用决定了食管暴露于酸性反流物的时间，食管蠕动是一种推动性收缩，通过收缩可达到容量清除作用。唾液分泌量减少时，会降低稀释、中和食管内酸性物质及化学清除作用。老年人的食管蠕动功能下降，无推动性的自发性收缩增加，唾液分泌减少，使食管清除能力下降。

3. 食管黏膜抗反流屏障功能的下降

食管黏膜具有上皮前、上皮及上皮后三部分防御功能。上皮前因素包括黏液层、黏膜表面的 HCO_3^- 浓度；上皮因素包括上皮细胞膜和细胞间的连接结构，以及上皮运输、细胞内缓冲液、细胞代谢等功能；上皮后因素为黏膜下丰富的血液供应，黏膜下毛细血管能提供 HCO_3^- 并中和氢离子，从而减轻氢离子对黏膜的损害。当上述防御屏障受损伤时，即使在正常反流情况下，亦可致食管炎。研究发现，食管上皮细胞增生和修复能力的削弱是反流性食管炎产生的重要原因之一。老年人上皮增生和修复能力下降，食管黏膜组织防御功能受影响，易致食管反流。反流物如胃酸、胃蛋白酶、胆酸、胰酶均可使黏膜上皮蛋白变性，能增加食管黏膜渗透性，加重黏膜损害。

二、临床表现

胃食管反流病的临床症状和表现形式多样，多数患者以烧心、反胃、胸痛等胃食管反流本身的症状为主，少数患者则以食管以外的症状如咳嗽、喘息为主要表现。严重食管炎者可因食管黏膜糜烂而致出血。

1. 食管症状

（1）胃烧灼（烧心）：烧心是本病最典型的症状，是指胸骨后或上腹部烧灼感或不适，多出现于餐后 1 小时左右。平卧位、躯体前屈或剧烈运动可诱发，在服制酸剂后可消失，而过热、过酸食物可使之加重。因此，称之为"姿势性烧心"。这是反流物对食管黏膜感觉神经末梢的化学刺激所致，约 50% 以上的患者有此症状。芬兰调查了 2 800 例 GERD 患者，发现老年烧心、反胃者比年轻人高。胃酸缺乏者，烧灼感主要由胆汁反流所致，则服制酸剂的效果不著。夜间反流较多的患者，睡眠时常为烧心惊醒，烧心程度与病变程度不一定相平行，当食管黏膜因炎症而增厚、狭窄时，反流症状可减轻。

（2）反胃：反胃是指患者在无烧心、干呕、无腹部收缩等情况下，胃内容物涌入口咽部。空腹时反胃为酸性胃液反流，称为反酸。

（3）胸痛：胸痛为胃食管反流常见症状之一，已受到临床重视，疼痛位于胸骨后，上腹部或剑突下，可放射到颈、肩背、耳部和上肢等处，是由于反流物刺激机械性感受器引起食管痉挛所致，为食管源性胸痛。由于食管与心脏的感觉神经纤维在体壁和皮肤上的投影定位相互重叠，这种胸痛易与冠心病心绞痛相混淆，须注意鉴别。一般来说，胃食管反流病的胸痛改变体位可诱发、加重或缓解，食管 pH 监测及酸灌注试验异常，抗酸剂治疗有效；而心绞痛可因体力活动加重，休息后缓解，运动试验阳性，抗酸剂治疗无效。

（4）吞咽困难：由于炎症造成食管痉挛，可出现间歇性吞咽困难和呕吐。而纤维瘢痕所致的狭窄可出现持续性吞咽困难。

2. 食管外症状

部分老年患者以呼吸道症状为主，如咳嗽、气短、夜间阵发性呛咳或发生吸入性肺炎。反流性胃液侵蚀咽部、声带和气管而引起慢性咽炎、慢性声带炎和气管炎，临床上称之为 Delahunty 综合征。因此对于难以解释的慢性咳嗽、发热、反复发作的肺炎应疑有胃食管反流病之可能。值得注意的是，尽管老年人常常有严重胃食管反流，但反流症状并不一定与其平行。对胃食管反流病与哮喘的研究发现：胃食管反流病是导致哮喘的原因之一。一方面，这是因为支气管和食管同受迷走神经支配，胃液反流刺激食管迷走神经，可反射性引起支气管痉挛；少量反流物吸入气管可致支气管收缩；再则，反流使支气管反应性增高，患者对各种触发哮喘因素的敏感性增强。另一方面，哮喘常并发胃食管反流，这是因为哮喘发作时，胸膜腔内压增大，跨横膈压力梯度增大利于反流；膈肌的下降以及支气管舒张剂的应用（如茶碱、β-肾上腺能制剂）可影响食管下段括约肌功能，导致胃食管反流。胃食管反流病与哮喘互相影响形成恶性循环，可致胃食管反流病进行性加重或顽固性哮喘。

3. 并发症

（1）上消化道出血：严重食管炎者可出现食管黏膜糜烂而致出血，多为慢性少量出血。长期少量出血或大量出血均可导致缺铁性贫血。

（2）食管狭窄：食管炎反复发作致使纤维组织增生，最终导致瘢痕狭窄，这是严重食管炎表现。

（3）Barrett食管：在食管黏膜的修复过程中，食管贲门交界处的齿状线2cm以上的食管鳞状上皮被特殊的柱状上皮取代称之为Barrett食管。Barrett食管发生溃疡时，又称为Barrett溃疡。Barrett食管是食管腺癌的主要癌前病变，其腺癌的发生率较正常人高30~50倍。

三、诊断和鉴别诊断

对于有明显的反流症状和（或）内镜下有反流性食管炎表现者诊断并不困难。但症状不典型或严重烧心以及疑有食管外表现者，有必要做进一步检查，以证明有无GERD，明确反流与有关症状的联系。

1. 内镜检查

内镜检查是诊断反流性食管炎最准确的方法，并能判断反流性食管炎的严重程度和有无并发症，结合活检可与其他原因引起的食管炎和其他食管病变（如食管癌等）做鉴别。内镜下无反流性食管炎不能排除胃食管反流病。当老年人出现贫血，咽下不畅等先兆症状时，应尽快地做内镜检查，以排除巴氏食管、恶性食管肿瘤，并进行定期的监视，排除其发展为不典型增生或腺癌。内镜也可以作为对药物治疗反应如何的一种监测。

按照Kaharilas分型，内镜下反流性食管炎分为4级：

1级：食管下段有一个或几个充血、渗出的非融合性病变。

2级：充血糜烂、渗出可融合成片，但尚未弥漫成环周。

3级：糜烂、渗出病变弥漫环周。

4级：病变呈慢性，可为溃疡、狭窄、Barrett食管，局部组织增生可形成息肉。意大利的一组报道认为，20.8%的老年GERD患者为3~4级食管炎，<60岁者则为3.4%。内镜检查同时行病理组织活检还有利于明确病变的良、恶性质。

2. 食管pH测定

24小时食管pH值测定是GERD诊断的金标准。通过食管腔内放置pH电极不仅可以发现反流，可以定量了解反流程度。测定24小时食管pH<4的百分比时间，卧位和立位时pH<4的百分比，pH<4的反流次数，pH<4持续5分钟以上的反流次数，最长反流持续时间等参数，能帮助确有无酸反流，有助于可疑胃食管反流病的诊断，还可以用于评估治疗效果。

3. 食管腔内压力测定

正常人静止时LES压力约2~4kPa（15~30mmHg）或LES压力与胃腔内压力比值>1，当静止时

LES 压力<0.8kPa（6mmHg），或两者比值<1，则提示 LES 功能不全，或有 GERD 存在。该试验对判断是否有 GERD 有一定局限性，仅用于不典型的胸痛患者。

4. 食管吞钡 X 线检查

食管吞钡检查在早期可发现食管痉挛，随访后该处痉挛松弛，食管癌则为持久性的钡剂缺损，或呈细线条状狭窄，反流性食管炎的黏膜像呈高低不平锯齿状，有蠕动。当发展到后期，食管狭窄咽下困难时，X 线呈现器质性管腔狭窄，可呈局限性狭窄，也可呈漏斗状狭窄，但与食管癌的僵硬、充盈缺损不同。

老年人凡有于体位有关的胃烧灼、胸痛或原因不明的夜间阵发性呛咳、哮喘，甚至窒息者，应考虑有胃食管反流病的可能。胃食管反流病的诊断应基于：①有明显的反流症状。②内镜下可能有反流性食管炎的表现。③食管过度酸反流的客观证据。如患者有典型的烧心和反酸症状，可做出胃食管反流病的初步诊断。内镜检查如发现有反流性食管炎并能排除其他原因引起的食管病变，本病诊断成立。对有症状而内镜检查阴性者，行 24 小时食管 pH 监测，如证实有食管过度酸反流，诊断成立。

无法行 24 小时食管 pH 监测者，可用质子泵抑制剂（PPI）做试验性治疗（如奥美拉唑 20 毫克/次，2 次/天，连用 7 天），如有明显效果，本病诊断一般可成立。对症状不典型者，常须结合内镜检查、24 小时食管 pH 监测和试验性治疗进行综合分析来做出诊断。

虽然胃食管反流病的症状有其特点，临床上仍应与其他病因的食管炎、消化性溃疡、各种原因的消化不良、胆管疾病以及食管动力疾病等相鉴别。胸痛为主时，应与心源性、肺心源性胸痛的各种原因进行鉴别，如怀疑心绞痛，应做心电图和运动试验，在排除心源性胸痛后，再行有关食管性胸痛的检查。对有吞咽困难者，应与食管癌和食管贲门失弛缓症相鉴别。对有吞咽疼痛，同时内镜显示有食管炎的患者，应与感染性食管炎（如真菌性食管炎）、药物性食管炎等鉴别。

四、治疗

胃食管反流病的治疗目的是控制症状、减少复发和防止并发症。

1. 一般治疗

改变生活方式和饮食习惯。为了减少卧位及夜间反流可将床头抬高 20~30cm；避免睡前 2 小时内进食，白天进餐后亦不宜立即卧床；饮食宜少量多餐，避免进食过饱；忌酸食、脂肪、烟、酒、咖啡和巧克力；避免增加腹压的因素，肥胖者应减轻体重，裤带不要过紧；避免使用任何能使 LES 压力下降的药物如抗胆碱药（阿托品）、肾上腺能抑制剂、地西泮等。

2. 药物治疗

（1）酸抑制疗法：应用抑酸剂是治疗胃食管反流的重要手段。质子泵抑制剂如兰索拉唑 30 毫克/次，每晚 1 次或 2 次/天>或奥美拉唑（20 毫克/次，每晚 1 次或 2 次/天）有较强抑酸效果。亦可选择组胺 H_2 受体拮抗剂法莫替丁（20 毫克/次，2 次/天或 40 毫克/次，每晚 1 次）或雷尼替丁（150 毫克，2 次/天）。

（2）促进食管和胃的排空：莫沙比利（加斯清）是一种全胃肠道动力剂。该药为选择性 5-羟色胺 4（5-HT_4）受体激动剂，通过选择性地促进肠肌间神经丛和胆碱能神经元释放乙酰胆碱，从而增加 LES 压力和食管蠕动，加快胃排空，减少反流。多潘立酮（吗叮啉）为周围性多巴胺拮抗剂，能增加胃排空，不良反应为增加血泌乳素的浓度。甲氧氯普胺作为一种多巴胺能拮抗剂，有促进食管蠕动，减少反流的作用，但长期服用可导致锥体外系神经症状，故老年患者慎用。

促动力剂可以在部分患者中使用，尤其是作为酸抑制治疗的辅助用药。对大多数 GERD 患者，目前可用的促动力药物不能作为 GERD 患者的理想单一用药。

（3）黏膜保护剂：硫醣铝、胶体次枸橼酸铋等可在食管表面形成保护层，保护食管黏膜免受胃酸、胃蛋白酶的损害。老年人应注意，长期服用会引起便秘。

（4）联合用药：促进食管胃排空药和制酸剂联合应用有协同作用，能促进食管炎的愈合。质子泵抑制剂与促动力剂联合应用效果较好。

3. 维持治疗

胃食管反流病具有慢性复发倾向，据西方国家报道停药后半年内复发率高达 70%~80%。为减少症状复发，防止食管炎反复复发引起的并发症，需考虑给予维持治疗。停药后很快复发且症状持续者，往往需要长期维持治疗；有食管炎并发症如食管溃疡、食管狭窄、Barrett 食管者，肯定需要长期维持治疗。质子泵抑制剂、组胺 H_2 受体拮抗剂、促动力剂均可用于维持治疗，其中以质子泵抑制剂效果最好。维持治疗的剂量因个体而异，以调整至患者无症状之最低剂量为最适剂量。

4. 手术治疗

用于内科药物治疗无效时，或食管炎症已形成瘢痕、狭窄者。老年人外科手术风险大，即使手术之后，也难免继续需要服用抗反流的药物治疗，手术并不能降低患者患食管癌的危险。手术方法一是对狭窄食管进行扩张术，另一种是传统的胃底折叠术。有资料报告一项 198 例经腹腔镜下 Nissen 折叠术，其死亡率仅为 0.5%，并能降低术后反流复发率。

5. 内镜治疗

有三组内镜治疗方法来控制反流：在 LES 区域进行射频技术，内镜下缝合技术以减少反流，LES 区域注射技术。射频技术是用来加强 LES 的反流屏障作用。所有这些技术都可以改善症状，但 LES 压力没有显著的变化。不过对内镜治疗的长期有效性、可接受性和安全性，还需进一步的观察，对于质子泵抑制剂治疗有效的 GERD 患者并不建议应用内镜治疗。

五、预后

绝大部分患者经内科治疗可获得满意的近期疗效。与消化性溃疡一样，须解决复发及维持治疗的问题。关于 Barrett 食管处理的关键是密切随访，必须 3~6 个月复查一次胃镜，必要时采取手术治疗。有研究证实，质子泵抑制剂可预防 Barrett 上皮的发生，也可逆转 Barrett 上皮为鳞状上皮。

（刘 慧）

第二节 老年慢性胃炎

慢性胃炎（chronic gastritis）是多种原因所致的胃黏膜慢性炎性疾病，患病率高，病程持续时间长，且有的类型如萎缩性胃炎，目前人们仍无法使其逆转，为中、老年人常见的慢性疾病，随着年龄的增长，本病的患病率有增加的趋势。有人统计，50 岁以后约 50% 以上的人患慢性胃炎。老年人的慢性胃炎又多见肠上皮化生和胃黏膜细胞的不典型增生，后者与胃癌的发生关系密切。因此，对老年人的慢性胃炎尤应重视。

一、病因和发病机制

慢性胃炎的病因目前尚不完全清楚,一般认为与多种因素的作用及机体的易患性有关,病因持续存在或反复发生即可形成慢性胃炎。老年慢性胃炎的发病除与中青年患者病因相同外,还有以下特点。

(一)胃黏膜的改变

1. 不良生活习惯对胃黏膜的影响

(1)刺激性食物:老年人最明显的变化是牙齿及牙周组织的退行性变,同时由于牙齿脱落、牙龈萎缩引起的上下颌骨及下颌关节改变,致使咀嚼困难,进入胃内的食物常较粗糙。此外,老年人的味觉迟钝,对盐、香料的敏感性明显减弱,因此,常喜欢吃厚味食品如过咸、过甜、过酸、过辣及香料过重的食品。研究表明,食物粗糙、过冷、过热、过酸、过咸或各种原因的冰水洗胃均可引起胃黏膜损伤,长期如此可引起胃黏膜的慢性炎症性改变。

(2)饮酒:动物实验证实胃腔内乙醇浓度大于14%时可直接损伤胃黏膜。但停止饮酒后胃黏膜的损伤可恢复。有研究认为长期慢性饮酒可以减少胃黏膜前列腺素 E_1 和 γ-亚油酸的含量,导致慢性胃炎。乙醇不仅增加氢离子对黏膜的反弥散,破坏黏膜内和膜下的血管,并可减少氧化磷酸化和黏膜内 ATP 合成,进而破坏组织功能。有报道适量的低度乙醇对胃黏膜不但无害反而有保护作用,这可能是低浓度的乙醇通过提高胃黏膜的前列腺素水平而对胃黏膜有保护作用。但就临床而言,尤其是老年人过量饮酒往往是慢性胃炎的诱因。

(3)吸烟:烟草酸可直接作用于胃黏膜,也可通过刺激胆汁反流而致胃黏膜损伤。

(4)药物:老年人由于身体功能的衰退常患多种疾病,如冠心病、高血压、糖尿病、关节炎、慢性支气管炎和肺心病等,需长期服药。长期服用阿司匹林等非甾体抗炎药(NSAIDs)、洋地黄、短链脂肪酸等药物均可引起胃黏膜损害。NSAIDs 能引起胃的功能或(和)结构的改变,最常见的是出血糜烂性胃炎(占20%~40%),可于几天内自行愈合。但长期服用可引起慢性的组织学改变或溃疡形成,且老年人常发生较严重的并发症,如上消化道出血、胃穿孔等。

2. 胃黏膜退行性变

胃黏膜是代谢率最高的组织之一。随着增龄,胃的血流量减少,小血管扭曲,小动脉壁玻璃样变和管腔狭窄,这些局部血管因素和老年性胃黏膜生理性的退行性改变导致胃黏膜营养不良、黏膜萎缩变薄、上皮细胞数量减少及细胞类型发生改变,以及分泌功能降低和胃黏膜屏障功能低下。

(二)胃动力及括约肌的改变

正常情况下,胃的节律性收缩可调节胃的排空,使胃内容物不断流向十二指肠,并防止十二指肠液向胃内反流。老年人胃肠道的肌纤维发生退行性改变,萎缩,弹力下降,使胃肠运动减弱,影响食物的消化与胃排空(健康老年人的胃半排空时间是123分钟,而青年人为47分钟),再加上幽门括约肌的退行性改变和功能紊乱,易引起十二指肠液及胆汁反流入胃腔。研究证实胆汁可以破坏黏膜屏障,损伤上皮细胞和细胞间的紧密连接而发生胃炎。胆汁中的牛黄脱氧胆酸引起胃黏膜损害的作用最大。十二指肠液卵磷脂在胰酶、磷酸酯酶 A 的作用下变成溶血卵磷脂,其去垢作用可破坏胃黏膜表面上皮对酸反弥散的屏障作用,造成慢性损伤,最后形成胃炎。

胃黏膜退行性变、胃动力及括约肌的改变是老年人易患慢性胃炎的前提条件,也是其他因素致病的病理生理基础。

(三) 幽门螺杆菌感染

自从1983年Marshall和Warren从慢性活动性胃炎患者的胃黏膜中分离出幽门螺杆菌（helicobacter pylori, HP）之后，HP与慢性胃炎之间的关系受到消化界及微生物学家的极大关注。现已确认HP是慢性胃炎的主要致病因素之一。这为慢性胃炎的病因、发病机制、治疗等均带来了新的概念。我国HP相关性胃炎的流行病学调查发现，随着年龄的增大，HP的感染率也增加。其中20~29岁的感染率为45.7%，30~39岁为63.6%，>70岁为78.9%。而且慢性胃炎的患病率也随着年龄增长。由此可见，HP感染也是老年人慢性胃炎的主要致病因素之一。

(四) 自身免疫

自身免疫反应的发生和发展是衰老过程的重要表现之一。老年人自身免疫调节功能低下，调节自身抗体产生的抑制功能减退，体内出现多种自身抗体，如抗壁细胞抗体（PCA）、抗胃泌素分泌细胞抗体（GCA）及抗内因子抗体（IFA），这些抗体与相应抗原结合，激活补体或调节T淋巴细胞、巨噬细胞而破坏胃黏膜腺体而导致慢性胃炎。老年人抗核抗体的阳性率为11%，而青年人只有2.5%。类风湿因子的阳性率老年人比年轻人约高5倍。自身免疫疾病的发生率在免疫功能正常人群中<0.01%，但在有免疫缺陷的人群中可达14%，而老年人就属于此类人群，故自身免疫性疾病的发生率较高。有研究表明，慢性萎缩性胃炎的发生可能与自身免疫有关。通过对慢性萎缩性胃炎与正常人免疫指标的比较，发现该型胃炎含有内因子抗体、抗壁细胞抗体和促胃液素分泌细胞抗体。

(五) 多种慢性病

老年营养不良，如蛋白质、维生素B族缺乏、缺铁性贫血等疾病可引起消化道黏膜萎缩而导致慢性胃炎；肝、胆、胰的病变可致十二指肠反流而发病；心力衰竭、肾功能不全、肺心病、门静脉高压症等，可使胃黏膜淤血导致黏膜屏障功能受损，易发生慢性炎症；糖尿病、甲状腺疾病、肝硬化、溃疡性结肠炎、类风湿性关节炎、垂体功能减退等均可引起慢性胃炎。

二、流行病学

慢性胃炎是常见疾病，据统计此病的发病率占全部人口的30%。且其发病率随年龄而增加，年龄每增加10岁，其平均递增率为1.4%，老年人慢性胃炎的患病率为40%~60%。有关文献指出，1万例胃镜检查慢性胃炎的检出率为55.02%，其中萎缩性胃炎在50岁以上者占64.71%。在1016例老年期及1733例老年前期患者（45~59岁）胃镜检查中，发现慢性胃炎的患病率居上消化道疾病的首位，且患病率随年龄升高而有递增趋势。按性别统计，各年龄组中，中度至重度慢性胃炎的患病率均以男性为高，男性高龄组患病率达80%。

三、分类

慢性胃炎的分类方法很多，Schindler根据半屈式胃镜所见及胃黏膜活检结果，把慢性胃炎分为原发性和继发性两大类。原发性又分为浅表性、萎缩性和肥厚性三型。从而奠定了胃炎分型的基本框架。这一分类方法沿用甚久。20世纪70年代纤维胃镜广泛应用之后，新的胃炎分类方法不断出现，其中意义大、影响广泛的包括：

1. Whitehead 分类

Whitehead从病理角度按病变部位、程度、活动性及有无化生进行慢性胃炎分类，将慢性胃炎分为浅表性胃炎和萎缩性胃炎两类。萎缩性胃炎根据萎缩程度又分为轻、中、重三型；再根据活动性分为静止期和活动期，根据病变部位分为幽门、胃体、贲门、移行部和不能定位，再加上有无肠上皮化生和假幽门腺化生而再进一步分类。

2. Strickland 分类

Strickland 以病变部位结合免疫学方法，根据壁细胞抗体阳性与否，将萎缩性胃炎分为 A、B 两型。A 型主要为胃体部弥漫性萎缩，壁细胞抗体阳性，可发展为恶性贫血。胃窦部黏膜基本正常。B 型炎症主要在胃窦部，而胃体部黏膜无明显萎缩，壁细胞抗体阴性。Strickland 分类可以解释萎缩性胃炎的部分发病原理，在一定程度上有助于分析预后。

3. 我国的分类

国内多次召开有关慢性胃炎的诊治座谈会，并制订了胃炎分类，将胃炎分为原发性和继发性，原发性包括浅表性、萎缩性和肥厚性胃炎。

国内慢性胃炎分类多年来已在全国广泛使用，医生们已比较熟练掌握，习惯于此种分类。有人提出将疣状胃炎也列入。

4. 悉尼的分类

Misiewlcz 等提出一种与以往不同的胃炎分类方法，它由组织学和内镜两部分组成，组织学以病变为核心，确定 3 种基本诊断：急性胃炎、慢性胃炎和特殊类型胃炎。分类的特点是把胃炎的病因和相关病原也纳入诊断，再加上病变的部位、组织学改变和胃镜所见，使诊断更为全面完整。分类废除了浅表性和萎缩性胃炎的诊断病名，并要求标明有无幽门螺杆菌的感染及其程度。但是，悉尼分类未将不典型增生这一癌前病变列入且临床上准确的病因诊断亦难做到，故尚有进一步探讨的问题。

四、临床表现

慢性胃炎缺乏典型的症状。多数患者无症状，且病变程度与临床症状亦不相一致。最常见的症状为上腹隐痛不适、饱胀和程度不同的消化不良症状如食欲不振、嗳气、反酸、恶心等。空腹时比较舒适，饭后往往出现上腹不适，可因冷食、硬食、辛辣或其他刺激性食物引起症状或使症状加重。慢性胃炎的腹痛多不规则，一般为弥漫性上腹隐痛或钝痛，很少表现为剧痛。胃窦胃炎可呈消化性溃疡样腹痛，有节律性，但无周期性。有胃黏膜糜烂者可有少量或大量上消化道出血。长期少量出血可引起缺铁性贫血。恶性贫血者常有全身衰弱、疲软、精神淡漠和隐性黄疸等。

老年人慢性胃炎的临床特点如下：

1. 无特异性症状

老年人随年龄增长，感觉较迟钝，故自觉症状轻微，甚至无症状，即使有症状也无特异性，如上腹饱胀、腹痛、嗳气、乏力等，常与其他消化系统疾病混淆。特别是老年人常与其他脏器疾病并存（如心力衰竭、胆囊炎等），往往并存疾病的症状较为突出，易忽略本病的表现。

2. 并发症与伴发病较多

老年人慢性胃炎并发出血，且因胃黏膜血管硬化不易止血；又由于血容量减少，致使心、脑、肝、肾等重要脏器血液灌流不足，发生功能障碍；老年人体内调节水与电解质功能障碍，在慢性胃炎活动期或饮食失当时，引起呕吐与腹泻，易致水、电解质平衡紊乱。老年人慢性胃炎常有伴发病，如慢性支气管炎、肺气肿、高血压、冠心病、糖尿病等。

五、诊断与鉴别诊断

1. 诊断

慢性胃炎的临床表现不典型，对诊断帮助不大。X线检查仅能协助排除其他胃部疾病。胃镜和胃黏膜活组织检查是诊断慢性胃炎最直接、最可靠的方法，可了解胃黏膜炎症的范围、程度和类型。此外，胃液分泌功能测定、胃蛋白酶原测定、壁细胞抗体和内因子抗体测定、血清促胃液素测定及HP检测等辅助检查可了解胃功能状态、与贫血的关系以及是否存在HP感染，从而有助于明确诊断和鉴别诊断。

2. 鉴别诊断

慢性胃炎应与消化性溃疡、胃癌及胃轻瘫、胃排空加快、神经性厌食等胃的疾病进行鉴别。消化性溃疡、胃癌经胃镜检查可做出鉴别。胃轻瘫、胃排空加快及神经性厌食等除进行胃镜检查外，尚须进行胃排空检查、胃腔内测压、胃电图及HP监测等检查方能作出鉴别。另外，腹部B超及X线检查有助于排除胆管疾病，如胆囊炎、胆石症等。

六、治疗

慢性胃炎发病普遍，病因复杂，症状轻重不一，表现多样。因此，对慢性胃炎的治疗，尤其是老年人，应强调全面、综合治疗。

1. 建立健康、合理的生活方式

老年慢性胃炎患者，应做到生活有规律，戒除烟酒，勿暴饮暴食，避免饮浓茶，饮食要定时、定量。对于精神紧张、焦虑、忧郁及失眠者，应对其精神生活予以足够重视，帮助其确立积极健康的生活态度，安度晚年。对于长期失眠的患者，可口服温和的安眠药物。把有关保健知识教给患者，帮助他们认识疾病，使之对自身病态有较完整的认识，对有恐"癌"心理的患者应使他们正确理解疾病的演变过程，建立治疗信心。

2. 药物治疗

（1）清除HP感染：幽门螺杆菌（HP）感染与慢性胃炎关系密切，因此对有HP感染的慢性胃炎患者应采用清除HP治疗。HP对多种抗生素敏感，如阿莫西林、甲硝唑、左旋氧氟沙星、四环素、链霉素、庆大霉素、呋喃唑酮、头孢菌素、克拉霉素等。另外，胶态次枸橼酸铋在酸性环境中能形成铋盐和黏液组成的复合物覆盖在黏膜表面，除具有保护黏膜作用外，还具有直接杀灭HP的作用。单一药物治疗HP感染的清除率低，且易产生HP耐药。国内共识的HP三联疗法，即质子泵抑制剂（奥美拉唑20mg、埃索美拉唑20mg、兰索拉唑30mg）+克拉霉素（0.5g）+阿莫西林（1.0g）或甲硝唑（0.4g），2次/天，连用7天，其1周HP清除率在95%以上；亦可采用胶态次枸橼酸铋（120mg/d）加阿莫西林和甲硝唑三联治疗，2周为1疗程，其HP的清除率可达90%以上。

（2）黏膜保护剂：黏膜保护剂可增强胃黏膜屏障功能，促进上皮生长。此类药物包括胶态次枸橼酸铋、硫糖铝、前列腺素E、谷氨酰胺（麦滋林）、甘珀酸、十六角蒙脱石及替普瑞酮等，对缓解上腹不适症状有一定作用，但单用效果欠佳，其中甘珀酸对老年高血压、心脏病及肾病者要慎用。

（3）抑酸剂：慢性胃炎胃酸可高可低。对于胃酸高的应用抑酸剂可以降低胃内H^+浓度，减轻H^+对胃黏膜的损害及H^+的反弥散程度，从而为胃黏膜的炎症修复创造有利的局部环境。同时，低酸又可以促进促胃液素释放，促胃液素具有胃黏膜营养作用，促进胃黏膜细胞的增生和修复。目前认为对于上腹疼痛症状明显，或伴有黏膜出血患者，采用抑酸剂治疗，通常能使腹痛症状明显缓解。常用的抑酸剂包括 H$_2$ 受体阻断剂（西咪替丁、雷尼替丁及法莫替丁）及质子泵抑制剂（奥美拉唑与兰索拉唑等）。

（4）胃动力药：慢性患者常伴有胃肠运动功能失调。因此，在慢性胃炎的治疗中，尤其在老年患者，胃动力药起着不可缺少的作用。这类药物包括甲氧氯普胺、多潘立酮及莫沙比利等。多潘立酮为外周多巴胺受体拮抗剂，极少有中枢作用，系目前广泛应用的胃动力药，约50%的患者胃排空迟缓症状能缓解。

（5）其他：目前发现有一些胃肠激素具有明显的增强胃黏膜防御功能的生物活性，如生长抑素、转化生长因子α、神经降压素、表皮生长因子等。由于老年人胃肠激素呈生理性降低，因此有条件时可以应用一些商品化的胃肠激素如施他宁和善得定等。缺铁性贫血者可补充铁剂，有恶性贫血者需用维生素 B$_{12}$ 治疗。

目前认为慢性浅表性胃炎经治疗症状可完全消失。部分患者胃黏膜慢性炎症病理改变亦可完全恢复，但对于慢性萎缩性胃炎，目前的治疗方法主要是对症治疗，通常难以使萎缩性病变逆转。对重度病变，应进行定期随访。

七、预防

对急性胃炎患者应及时治疗。平时应注意饮食卫生，避免刺激性食物和饮料的长期食用和饮用；不用或慎用对胃黏膜有强刺激性的药物；积极治疗口腔疾病及呼吸道的慢性感染病灶等。老年人有维生素及微量元素缺乏倾向，应适当补充维生素 B$_{12}$ 及锌、硒等微量元素。

（张丽波）

第三节 老年吸收不良综合征

吸收不良综合征是指由于各种疾病所致小肠对营养成分吸收不足而造成的临床综合征。老年人因细菌过度生长、胃酸分泌减少、肠道动力学异常及各种原因引起小肠消化吸收功能减损，导致小肠不能足够地吸收营养物质使其从粪便中排出，引起营养缺乏的综合征称为老年吸收不良综合征（elderly malabsorption syndrome）。其病因虽各异，但在临床表现和实验室检查方面有相同之处，即对脂肪、蛋白质、糖类、维生素和矿物质等营养物质的吸收障碍，常以脂肪吸收不良最为突出。一般是涉及多种营养物质的吸收不良，亦有只是一种营养物质的吸收不良。本病临床并不少见，但受诊断条件的限制，国内对此病诊断较少。

一、流行病学

老年吸收不良综合征因病因不同，其流行病学特点亦不同。热带口炎性腹泻发生于热带，以南美北部、非洲中西部、印度及东南亚各国为多发区域，男女患病率无明显差异，具有流行性。麦胶性肠病在北美、北欧、澳大利亚患病率较高，有遗传特征。初好发病多在婴儿期，童年后期可消失，20~60岁症状可再发，因此在老年人中仍有部分病例。

二、病因

老年人因为生长抑素水平增高，导致胃酸分泌减少，低酸或胃酸缺乏者，易使胃内细菌增生。此外，老年人胃肠黏膜萎缩，胃肠手术致解剖异常，消化间期胃运动综合波障碍导致小肠淤滞，同样易使细菌过度生长，这也是老年吸收不良综合征发病的一个重要因素。近年来糖尿病发病率有增高趋势，糖尿病自主神经病变，小肠黏膜表面病变及胃肠动力异常也是老年吸收不良综合征的病因。因此诸多病因可导致老年吸收不良综合征，按照病因可将其分为以下几类，有些患者的吸收不良系多因素致病。

（一）消化机制障碍

1. 胰酶缺乏

①胰腺功能不足：慢性胰腺炎、晚期胰腺癌、胰腺切除术后。②胃酸过多致胰脂肪酶失活：胃泌素瘤。

2. 胆盐缺乏影响混合微胶粒的形成

①胆盐合成减少：严重慢性肝细胞疾病。②肠肝循环受阻：远端回肠切除、局限性回肠炎、胆管梗阻或胆汁性肝硬化。③胆盐分解：小肠细菌过度生长（如胃切除术后胃酸缺乏、糖尿病或原发性肠运动障碍）。④胆盐与药物结合：如新霉素、碳酸钙、考来烯胺、秋水仙碱、刺激性轻泻剂等。

3. 食物与胆汁、胰液混合不均

胃-空肠吻合毕尔罗特Ⅱ式术后。

4. 肠黏膜刷状缘酶缺乏

乳糖酶、蔗糖酶、肠激酶缺乏。

（二）吸收机制障碍

1. 有效吸收面积不足

大段肠切除、肠瘘、胃肠道短路手术。

2. 黏膜损害

乳糜泻、热带性脂肪泻等。

3. 黏膜转运障碍

葡萄糖-半乳糖载体缺陷、维生素B_{12}选择性吸收缺陷。

4. 小肠壁浸润性病变或损伤

Whipple病、淋巴瘤、放射性肠炎、克罗恩病、淀粉样变、嗜酸细胞性肠炎等。

（三）转运异常

1. 淋巴管阻塞

Whipple病、淋巴瘤、结核。

2. 肠系膜血运障碍

肠系膜动脉硬化或动脉炎。

（四）其他原因

类癌综合征、糖尿病、肾上腺功能不全、甲状腺功能亢进或减退、充血性心力衰竭、低球蛋白血症等许多疾病亦可引起吸收不良。

三、发病机制

小肠面积约$4m^2$，其皱襞形成绒毛，绒毛表面的微绒毛形成刷状缘，由皱襞到微绒毛吸收面积约扩大 3 600 倍，因此，小肠拥有极大的吸收面积。小肠黏膜还具有许多物质消化不可缺少的酶。所以小肠黏膜病变必然会导致各种营养物质吸收障碍。此外，营养物质由肠腔向血液和淋巴转运障碍、消化酶的缺陷也可导致消化吸收功能的障碍。

1. **消化机制障碍**

主要指对脂肪、糖和蛋白质的消化不良，脂肪消化不良尤为突出。胰腺外分泌功能不全是老年重症吸收不良较常见的原因之一。由胰腺外分泌功能不全引起的吸收不良每日粪脂可达 50~100g。正常脂酶和胆酸分泌以及完整、健全的小肠是脂肪有效吸收的必要条件。由胆盐浓度降低引起的脂泻一般较轻，胆盐缺乏时影响脂溶性维生素的吸收。急、慢性肝病都可因结合性胆盐的合成与排泄障碍发生脂肪泻。

2. **黏膜摄取和细胞内加工障碍**

具有完整结构和功能的吸收细胞依靠细胞脂类组分的溶解性将与胆盐组成微胶粒复合体的脂肪摄入胞内，形成乳糜微粒。在热带脂肪泻、麦胶性肠病及病毒性肠炎时，吸收细胞受损，较不成熟的隐窝细胞增生以替代受损的吸收细胞。这些细胞加工脂肪的结构与功能不健全。

3. **淋巴血流转运障碍**

Whipple 病、α 重链病、溃疡性结肠炎、小肠多发性淋巴瘤、小肠淀粉样变等可致肠壁受损，使小肠绒毛剥脱或肿胀变形，导致肠淋巴回流障碍和脂肪吸收不良。

4. **肠黏膜异常**

肠黏膜酶缺乏如乳糖酶、蔗糖酶、海藻糖酶缺乏及单糖转运障碍等均可影响小肠消化和吸收过程等而致吸收不良。

5. **小肠细菌过度繁殖**

细菌分解营养物质产生小分子脂肪酸、羟基长链脂肪酸，分解胆盐使小肠吸收水和电解质障碍，并使肠黏膜细胞向肠腔分泌水、电解质增加，引起腹泻。

6. **摄入不易吸收的物质**

多价离子的镁、磷、硫及甘露醇、乳果糖的大量摄入时，可使肠腔渗透压上升而出现稀便甚至腹泻。

四、临床表现

（一）症状

老年吸收不良综合征以腹泻、体重减轻和营养不良为主要表现。腹泻可表现为脂泻、粪便量大、恶臭、苍白有泡沫，易漂浮于粪池，腹泻通常 3~4 次/天。腹泻原因主要为小肠分泌增加，水电解质吸收障碍及未吸收的二羟胆酸、脂肪酸增加。粪便中脂肪增加引起粪便量大、油腻、恶臭、不易冲掉。未吸收的三酰甘油增加见于胰腺外分泌功能不全时，可引起直肠渗油。有些患者体重下降而食欲尚好，其原因是吸收不良致热量不足。排气过多则是未吸收的糖类经细菌作用发酵产气的结果。尚可出现腹痛，炎症或组织浸润（如胰腺功能不全、克罗恩病、淋巴瘤等）引起弥漫性腹痛，肠缺血多引起餐后（30 分钟）腹痛。维生素 K 吸收不良易伴出血倾向；维生素 A 吸收不良可出现夜盲症、角膜干燥；维生素 D 和钙缺乏可致手足搐搦、感觉异常、骨质疏松；维生素 B 族缺乏可致口炎、口角炎、维生素 B_1 缺乏病（俗称"脚气"）等。

（二）体征

典型病例可见极度消瘦、营养不良、水肿、贫血外观、衰弱、皮肤粗糙、色素沉着、皮肤出血点、瘀点瘀斑、口腔溃疡、口角炎、淋巴结肿大、低血压、肝脾肿大。近年来由于生活条件、医疗环境及老年保健的加强，典型病例不断减少。

（三）实验室检查

1. **血液检查**

贫血常见，多为大细胞性贫血，也有正常细胞或混合性贫血，血浆白蛋白降低，低钾、钠、钙、磷、镁，低胆固醇，碱性磷酸酶增高，凝血因子时间延长。严重者血清叶酸、胡萝卜素和维生素 B_{12} 水平亦降低。

2. **粪脂定量试验**

绝大多患者都存在脂肪泻。粪脂定量试验是唯一证实脂肪泻存在的方法，一般采用 Van de Kamer 测定法，收集高脂饮食患者（每日摄入脂类 100g 以上）的 24 小时粪便进行定量分析，24 小时粪脂肪量小于 6g 或吸收率大于 90% 为正常，但粪脂定量试验阳性只能提示有吸收不良综合征存在而不能说明其病理生理及做出有针对性的诊断。

3. **血清胡萝卜素浓度测定**

正常值大于 100U/dl，在小肠疾患引起的吸收不良时低于正常，胰源性消化不良时正常或轻度降低。

4. **小肠吸收功能试验**

（1）右旋木糖（D-xylose）吸收试验：正常人空腹口服 D-木糖 25g 后 5 小时尿液中 D-木糖排出量 ≥5g，近端小肠黏膜受损或小肠细菌过度生长者可见尿 D-木糖排泄减少，排出量 3~4.5g 为可疑不正常，<3g 者可确定为小肠吸收不良。老年患者肾功能不全时尿中排出 D-木糖减少，但血中浓度正常，口服 2 小时后血浓度正常值>20mg/dl。

（2）维生素 B_{12} 吸收试验：先肌内注射维生素 B_{12} 1mg，然后口服 ^{57}Co 或 ^{58}Co 标记的维生素 B_{12} 2μg，收集 24 小时尿，测尿放射性含量，正常人 24 小时尿内排出放射性维生素 B_{12} 大于>7%。肠内细菌过度繁殖，回肠吸收不良或切除后，尿内排出量减低。

（3）呼气试验：正常人口服 ^{14}C 甘氨胆酸，4 小时内粪 $^{14}CO_2$ 的排出量小于总量的 1%，24 小时排出量小于 8%，小肠细菌过度繁殖、回肠切除或功能失调时，粪内 $^{14}CO_2$ 和肺呼出 $^{14}CO_2$ 明显增多，可达正常 10 倍以上。乳糖-H_2 呼吸试验可检测乳糖酶缺乏。

（4）促胰液素（Secretin）试验：用以检测胰腺外分泌功能，由胰腺功能不全引起的吸收不良本试验均显示异常。

（5）胃肠 X 线检查：小肠可有功能性改变，空肠中段及远端肠管扩张，钡剂通过不良，黏膜皱襞粗大，肠壁平滑呈"蜡管"征，钡剂分段或结块（印痕征）。X 线检查还可排除肠结核、克罗恩病等器质性疾病。

（6）小肠镜检查：在内镜下正常小肠黏膜与十二指肠黏膜相似，上段空肠黏膜为环形皱襞，向下至回肠末端皱襞减少。吸收不良患者小肠黏膜可无特异性改变，部分可有黏膜苍白、污浊、环形皱襞低平、数目减少。组织学改变可见绒毛萎缩、增宽，不同程度的绒毛融合、扭曲甚至消失，隐窝加深，布氏腺增生，固有层内有大量淋巴细胞、浆细胞浸润，上皮细胞由高柱状变为立方形，部分上皮细胞脱落，上皮内炎性细胞亦增多。超微结构改变除微绒毛萎缩外，尚有方向混乱，长短不一，微绒毛间呈量筒状或烧杯宽距，微绒毛融合或多根粘连呈"花束状"，微绒毛部分或整根溶解。

五、诊断和鉴别诊断

1. 诊断

详细询问病史和认真进行体格检查，并结合化验及 X 线、小肠镜（黏膜活检）及特殊试验可作出诊断，了解引起消化吸收不良的器官及可能致病原因。详细的病史是诊断老年消化吸收不良的重要线索。老年人并发糖尿病应考虑糖尿病肠病，有胃肠手术者易致盲袢细菌过度繁殖，有小肠切除史往往出现短肠综合征。具有顽固溃疡伴腹泻和消化吸收不良应警惕胃泌素瘤。

2. 鉴别诊断

（1）麦胶性肠病：北美、北欧、澳大利亚患病率较高，国内少见。女性多于男性，多发于儿童与青年。但近年来老年人发生本病的人数有所增加。本病与进食麦粉关系密切，麦胶是致病因素，患者对含麦胶的麦粉食物异常敏感，本病具有遗传倾向，与 MHC 基因密切相关。主要病理变化位于小肠黏膜，肠黏膜细胞中酶分泌减少。主要表现为乏力、消瘦、恶心、厌食、腹胀、稀便。无麦胶饮食时可控制症状，再进食麦胶可再次出现症状。根据粪便、X 线及小肠黏膜活检可初步诊断，经治疗试验可以说明与麦胶有关。

（2）热带口炎性腹泻（tropic sprue）：好发于热带，病因未完全明确。可能由一种或多种病原微生物或寄生虫引起慢性小肠感染，有流行性、季节性，使用广谱抗生素治疗有效，但粪便、小肠内容物及黏膜中未发现病原菌。临床上表现为乏力、腹痛、腹泻、小肠吸收功能减损。

（3）Whipple 病：是一种系统性疾病，可出现多系统受累，在小肠受累症状出现前 1~10 年即可出现关节炎、发热、乏力及肺部表现，在小肠主要累及小肠黏膜固有层，表现为体重下降、腹泻、腹痛、腹胀，少数出现消化道出血。病变组织中有 PAS 阳性物质沉积。目前认为本病与感染有关，但仍未明确。

六、治疗与预防

老年吸收不良综合征的治疗主要在于改善低营养状态并根据病因进行治疗。诊断不明者对症治疗，有感染者给予抗生素治疗。对心血管等并发症予以积极治疗。

（一）治疗

1. 营养支持治疗

根据消化吸收障碍程度和低营养状态来选择。每日粪脂肪量 30g 以上为重度消化吸收障碍，7~10g 为轻度，两者之间为中度。血清总蛋白和总胆固醇同时低下者应视为重度低营养状态。轻度时仅用饮食疗法可改善病情，饮食当选用低脂（10g/d）、高蛋白[1.5g/（kg·d）]、高热量[10 032~12 540kJ（2 400~3 000kcal）/d 或 167~209kJ（40~50kcal）/（kg·d）]、低纤维。对脱水、电解质紊乱、重度贫血和低蛋白血症等应采用静脉补液、输血来纠正。重度消化吸收障碍且肠道营养补给困难者应进行中心静脉营养。

2. 病因治疗

（1）乳糖酶缺乏和乳糖吸收不良者限制含乳糖食物，乳糖酶制剂按 1g 对 10g 乳糖的比例给予。

（2）胰源性消化障碍为消化酶类药物的绝对适应证。消化酶用量宜大，为常用量的 3~5 倍。

（3）对因回肠末端切除等原因所致的胆汁酸性腹泻，可用考来烯胺 10~15g/d。

（4）肠淋巴管扩张症脂肪转运障碍者限制长链脂肪酸摄入并给予中链脂肪酸。

（5）麦胶性肠病避免进食麦胶饮食，如大麦、小麦、燕麦及裸麦等，可将面粉中的面筋去掉再食用。

（二）预防

重点在病因预防，同时加强老年保健。

（赵迎峰）

第四节　老年消化道出血

消化道出血（gastrointestinal bleeding）是指来自食管、胃、肠以及胆管、胰管等部位的出血。其中，屈氏（Treitz）韧带以上的食管、胃、十二指肠以及胆管、胰管等部位的出血为上消化道出血，屈氏韧带以下的空肠、回肠、结肠、直肠等部位的出血为下消化道出血。胃-空肠吻合术后的空肠出血归在上消化道出血。消化道出血是临床常见的急危重症，急性出血病死率约为10%，25%的患者会再出血，其病死率会增加10%。消化道出血的临床状态及转归取决于出血病变的性质、部位、失血量与速度、患者的年龄及发病前各器官功能状态。老年人胃肠道黏膜萎缩，黏膜下血管硬化，各器官储备功能下降，或同时伴有心、脑、肺、肾等慢性疾病，往往加快出血速度，出血不能控制，并诱发多器官功能障碍综合征（MODS），使老年人消化道出血的病死率明显增高（为30%~50%）。老年人消化道出血具有临床表现不典型、再出血概率大、易发生多器官损害等特点，且常常成为老年肿瘤等疾病的诊断线索。临床治疗时常须兼顾止血治疗、并发症治疗、原发病治疗、心血管病等伴随病变的治疗。

一、病因

（一）常见病因

上消化道出血的病因序列在老年人中以胃溃疡、贲门撕裂症、胃炎、食管炎、癌肿、胆出血、胰源性常见，其中消化道溃疡并出血者占40%。下消化道出血的病因中，老年人常见的是癌肿、憩室、缺血性结肠炎，其中80岁以上老人结肠憩室炎所致占50%。

1. 胃溃疡

消化性溃疡是上消化道出血的首要病因，在老年组以胃溃疡多见，而且胃溃疡保守治疗控制出血的效果比十二指肠球部溃疡差。老年胃溃疡患病率高可能与下述因素有关：①胃血管硬化和胃黏膜萎缩导致胃黏膜屏障功能受损。②胃蠕动减慢，胃内容物潴留时间长。③幽门括约肌老化，不能有效阻止胆汁和肠液反流。

2. 急性胃黏膜病变

老年人由于胃黏膜屏障功能减退和胃黏膜下血管硬化，易出现以胃黏膜糜烂、出血、急性浅表性溃疡形成为特征的急性胃黏膜损伤病变。在老年患者中，药物是引起本病的最常见原因，其中以抗凝剂、非甾体抗炎药、泼尼松多见。即使应用小剂量（50mg/d）肠溶阿司匹林，43~482天（平均171天）后也可发生上消化道出血，因此，心脑缺血性疾病的老年患者如有消化性溃疡等疾病，不宜长期应用小剂量肠溶阿司匹林作为抗凝药物治疗。此外，老年人各种应激如感染、休克、烧伤、颅内病变、呼吸衰竭、尿毒症等疾病亦是引起急性胃黏膜病变的常见原因。

3. **恶性肿瘤**

在老年上消化道出血中，恶性肿瘤所致占25%，以胃癌最多见，其次为食管癌、直肠癌、结肠癌。有报道，在600例老年胃癌中显性失血为30.5%，大量出血占38.8%，这与既往认为胃癌为持续少量出血的传统观点有所不同。

4. **食管胃底静脉曲张破裂**

老年人由食管静脉破裂所致的上消化道出血仅占6.2%~11.5%，明显低于中青年患者（16%~34%）。值得注意的是，1/3食管静脉曲张患者的上消化道出血是并存的消化道溃疡或胃黏膜病变所致，而非曲张之静脉破裂。

5. Dieulafoy 病

Dieulafoy病又称胃黏膜下恒径动脉出血，是老年特有疾病，亦是老年人急性上消化道出血的原因之一，平均发病年龄64岁，病死率为23%，是颇受重视的老年性疾病之一。本病好发于胃贲门部小弯侧食管与胃连接处的6cm内，偶尔位于十二指肠、空肠及降结肠。病灶微小，可呈2~5mm糜烂，中央可见直径1~3mm的动脉突出，呈喷射状出血，可附有血栓，如无出血，胃镜或手术中不可能发现。其发病机制不明，有学者认为是黏膜下动脉先天发育异常伴有不同程度的动脉硬化；另有人认为是胃黏膜微小灶性缺损或糜烂累及恒径动脉破裂出血，临床上若遇到老年人原因不明的急性上消化道出血，尤其是动脉出血，应高度怀疑本病。确诊主要靠胃镜，但检出率仅为37%，镜下可见：①胃贲门区喷射性出血。②胃黏膜微小病灶因被鲜血覆盖而难以发现。③偶尔可见病灶中央搏动性小动脉。本病治疗首选外科手术，但不能盲目探查或行胃大部分切除，以防遗漏贲门部出血灶，导致术后再出血。若没有手术条件时，可试用镜下硬化剂疗法或电凝。

6. **结肠憩室炎**

随着增龄，结肠带和环状肌增厚，老年便秘增加肠腔内压力，均可诱发结肠憩室炎症。多数患者可无症状，<5%有少许腹痛，便血可能是唯一的特点，而且可从粪便潜血试验阳性中进一步检查获得确诊，通过纤维结肠镜可见左半结肠及乙状结肠憩室腔内有出血。

7. **其他**

慢性结肠炎、肠道息肉或息肉病、肠道血管畸形、痔或肛裂等亦是下消化道出血的常见原因。

（二）其他病因

1. **食管**

反流性食管炎、食管裂孔疝、食管憩室炎、食管异物损伤、食管放射性损伤。

2. **胃**

慢性胃炎、胃黏膜脱垂、胃手术后病变（胆汁反流性吻合口炎与残胃炎、复发性消化性溃疡、残胃癌等）、胃其他肿瘤（平滑肌瘤、平滑肌肉瘤、淋巴瘤、神经纤维瘤、胃息肉等）和胃血管改变（胃窦部血管扩张、胃十二指肠动静脉畸形等）。

3. **十二指肠**

十二指肠炎、钩虫病、十二指肠憩室炎。

4. **肝胆胰**

胆管结石、胆管蛔虫病、胆囊或胆管癌、肝癌、胰腺癌、急性胰腺炎等。

5. 小肠

急性出血坏死性肠炎、缺血性肠病。

6. 结肠

放射性肠炎、中毒性肠炎、其他肿瘤（肉瘤、淋巴瘤、平滑肌瘤、脂肪瘤等）及血管病变（肠系膜血管栓塞、血管瘤、血管发育不良等）、肠套叠、肠扭转等。

7. 直肠与肛管

创伤、溃疡、特发性溃疡性直肠炎、直肠类癌。

8. 全身性疾病

严重感染、脑血管意外、尿毒症、弥散性血管内凝血、某些血液病、结缔组织病、传染病（流行性出血热、胃肠道结核等）及急性应激状态（烧伤、外伤、大手术后、休克、缺氧、心力衰竭等）。

二、发病机制

（一）引起出血和影响止血的因素

1. 机械损伤

如异物对食管的损伤、药物片剂对曲张静脉的擦伤、剧烈呕吐引起食管贲门黏膜撕裂等。

2. 胃酸或其他化学因素的作用

后者如摄入的酸碱腐蚀剂、酸碱性药物等。

3. 黏膜保护和修复功能的减退

非甾体抗炎药、类固醇激素、感染、应激等可使消化道黏膜的保护和修复功能受破坏。

4. 血管破坏

炎症、溃疡、恶性肿瘤等可破坏动静脉血管，引起出血。

5. 局部或全身的凝血障碍

胃液的酸性环境不利于血小板聚集和血凝块形成，抗凝药物、全身性的出血性疾病或凝血障碍疾病则易引起消化道和身体其他部位的出血。

（二）出血后的病理生理改变

1. 循环血容量减少

老年人多有心、脑、肾等重要器官的动脉硬化，不太严重的循环血容量减少即可引起这些重要器官明显的缺血表现，甚至加重原有基础疾病，引起一至多个重要器官的功能异常甚至衰竭；大量出血则更易导致周围循环衰竭和多器官功能衰竭。

2. 血液蛋白分解产物吸收

含氮分解产物经肠道吸收可引起氮质血症；以往认为血液分解产物吸收可引起"吸收热"，现认为消化道出血后的发热与循环血容量减少引起体温调节中枢功能障碍有关。

3. 机体的代偿与修复

（1）循环系统：心率加快，周围循环阻力增加，以维持重要器官的血流灌注。

（2）内分泌系统：醛固酮和垂体后叶素分泌增加，减少水分丢失，以维持血容量。

（3）造血系统：骨髓造血活跃，网织红细胞增多，红细胞和血红蛋白量逐渐恢复。

三、临床表现

（一）出血

1. 呕血

（1）可见于食管出血、胃出血、十二指肠出血、胃-空肠吻合术后的空肠出血。以上部位出血伴呕吐、反流或梗阻等因素时会呕血。

（2）颜色：食管静脉曲张破裂出血常呈暗红色，若与胃液混合再呕出则呈咖啡色；胃或十二指肠出血呕出者常呈咖啡色，若量大未及与胃液充分混合则为暗红或鲜红色。

2. 便血

（1）黑便：①可见于上消化道出血，空肠、回肠或右半结肠出血排出慢者。②性状：典型者色黑、发亮、黏稠，呈柏油样；若出血量少，与粪便混合，可呈不同程度的黑褐色便；粪便集中时呈柏油样，水冲散后呈暗红色，这种情况可见于上消化道出血量大者，也可见于下消化道出血。

（2）暗红血便：多见于结肠或空肠、回肠出血，也可见于上消化道出血量大、排出快时。

（3）鲜红血便：①便后滴血或喷血，见于肛门直肠出血。②少量鲜红血便，或粪便表面附着少量鲜红血，见于肛门直肠或左半结肠出血。③大量鲜红血便，除见于肛门、直肠、左半结肠出血外，也可见于右半结肠甚至小肠出血，量大、排出快时。

（4）混合血便：①果酱样便，粪便与血混合均匀，多见于右半结肠出血，如阿米巴痢疾。②黏液血便或黏液脓血便，多见于左半结肠出血，如溃疡性结肠炎、细菌性痢疾等。

（5）粪隐血试验阳性：缓慢、少量出血，粪便外观可无明显变化，仅隐血试验阳性。此外，有时即使大量出血，也可能在消化道停留数小时而未排出，不出现呕血和便血，此时易误诊。

（二）循环系统表现

1. 循环系统代偿表现

可有心动过速等表现。血未排出时，易误以为原有心脏病的表现而延误。

2. 重要器官供血不足表现

老年人常有脑动脉硬化、冠心病等基础病变，出血引起心、脑、肾等重要器官供血不足，可出现心绞痛、心律不齐、心音低钝、头昏、黑矇、晕厥、神志淡漠、意识不清、尿量减少等，在血未排出时易导致误诊。

3. 周围循环衰竭表现

消化道大量出血引起循环血容量迅速减少，可导致周围循环衰竭，出现头昏、心悸、口渴、黑矇、皮肤湿冷、体表静脉瘪陷、疲乏无力、精神萎靡、烦躁不安、反应迟钝、心动过速、血压下降等休克表现。

4. 贫血性心脏改变

长期反复消化道出血引起严重而持久的贫血，可引起心脏的相应改变，如心脏增大等。

（三）血常规

1. 失血后贫血

①可见于急性较大量出血或长期反复出血。②急性出血后，一般经3~4小时以上才出现贫血。③多为正细胞正色素性贫血，可暂时出现大细胞性贫血。④出血24小时内网织细胞即见升高，至出血

后 4~7 天可高达 5%~15%，以后逐渐降至正常。

2. 白细胞升高

大量出血后 2~5 小时，白细胞计数可超过 10×10^9/L，血止后 2~3 天才恢复正常。

（四）其他

1. 氮质血症

①肠原性：由血液蛋白分解产物吸收引起，出血后数小时血尿素氮升高，24~48 小时达高峰，大多不超过 6.7mmol/L，3~4 天后才降至正常。②肾前性：由肾血流量暂时下降引起，休克纠正后可迅速降至正常。③肾性：由肾衰竭引起，伴有少尿或无尿，在肾功能衰竭纠正前难以降至正常。

2. 发热

大量出血后，多数患者可在 24 小时内出现低热。

3. 依病因和出血程度

可有急性肾衰竭、感染、肝性脑病等并发症；出血又可使心、脑、肾等各器官的原有病变加重，出现相应临床表现。

四、诊断与鉴别诊断

（一）有无出血的判断

1. 出现呕血、黑粪、血便，或呕吐物、粪便隐血试验阳性

对于其中任何一种情况，能排除来自口腔或呼吸道的出血，或饮食等因素的干扰，则可确定为消化道出血。仅粪隐血试验阳性，而无其他出血表现者，可素食 3 天后复查，以排除饮食干扰。铁、铋等可使粪便呈黑色，某些食物可使粪便呈红色，均可由粪隐血试验鉴别。注意某些蔬菜水果（小萝卜、菜花、黄瓜、胡萝卜、卷心菜、马铃薯、南瓜、葡萄、无花果等）有时可使粪隐血试验呈假阳性。采用反向被动血凝法的粪隐血试验不易受干扰，特异性接近 100%。

2. 短时间内出现心悸、乏力、多汗、头昏、黑矇、心动过速

即使以往未发现消化道疾病，诊断时也应考虑到急性消化道出血，特别是上消化道大量出血的可能性，给予仔细检查和密切观察，必要和可能时插胃管抽取胃液以助诊断。

3. 贫血未找到其他原因

应反复行粪隐血试验以排除消化道出血以及其后隐藏的消化道病变。

（二）出血量的判断

1. 粗略估计

由于出血大部分积存在胃肠道，单凭呕血或排出血量估计出血量可能相差甚远。临床经验证明，以下指标对临床估计出血量是可行的：出血在 5mL（2~20mL）以上，便可产生粪隐血试验阳性；（上消化道）出血约 50mL 以上可出现黑粪；300mL 以上可致呕血；400mL 以下常无临床表现；出血在 500~1 000mL 时可产生循环代偿现象（如心悸、脉快有力、血压正常或收缩压偏高）；出血量在 1 000mL 以上或丧失循环血量 20%以上时，常有循环失代偿的表现；出血约 1 500mL 以上，周围循环衰竭。此外，上消化道出血短期内超过约 250mL，易出现呕血。国内通常以短期内循环血量丧失 20%（1 000mL）以上为大出血，或以失血 30%（成人 1 500mL）以上为重度出血；国外 Shoemaker 和 Nyhks 均以失血 30%以上为大出血。病史上如有昏倒、直立昏厥、呕吐物含血凝块、黑便频繁或较暗红者为大出血征象。体征

上如有四肢湿冷、苍白、心率加速、血压下降等休克或代偿性休克表现亦为大出血表现。

2. 计算休克指数

休克指数=脉率/收缩压（mmHg），正常为0.5。1.0提示失血量为血容量的20%~30%；1.0~1.5血容量丢失30%~50%。其可靠性受到患者平时脉率、血压值的影响。

3. 改变体位的反应

若患者由平卧改为半卧位时就出现脉搏增快、头昏、出汗，甚至昏厥，则提示出血量较大，有紧急输血的指征。

（三）出血部位和病因的判断

1. 根据血的排出方式及性状

详见"临床表现"。

2. 根据病史、症状和体征

注意有无消化性溃疡、肝硬化等病史；注意近期有无食欲减退、体重减轻以及贫血；注意出血前有无饮酒，近期有无服用阿司匹林、非甾体抗炎药、激素等；腹部及其具体部位有无压痛、包块。肛门指诊对了解肛门直肠病变及邻近转移灶有重要意义。

3. 抽吸消化液检查

经鼻胃管抽吸胃液检查有助于了解上消化道是否出血；有时须用带气囊的双腔管，插管通过幽门后充盈气囊，可由十二指肠随肠蠕动进入空回肠，逐段吸取肠液进行出血的定位诊断。

4. 内镜检查

是了解消化道出血部位和病因的最重要方法，诊断准确率高达80%~94%。出血24小时内行急诊内镜检查，有利于检出急性黏膜病变、浅溃疡出血以及黏膜撕裂等病变。内镜直视下取活组织检查，可做出病理诊断。通过内镜还可实施注射、电凝、激光等方面的止血治疗。

5. X线钡剂造影

包括胃肠钡餐造影、小肠气钡双重造影、结肠灌钡造影等，适用于急性出血已停止，或对慢性出血要了解病因，又因各种原因不能行内镜检查时。X线钡剂造影对黏膜浅表病变易漏诊，对血管畸形难以诊断，仅对占位性病变的诊断价值较大，故应注意其假阴性。

6. 放射性核素显像

核素显像是将放射性核素标记在红细胞或胶体颗粒上，经静脉注入体内，随血循环到达出血部位，漏出血管外，在局部呈现一个放射性浓聚区，从而可以定位诊断。能探测出血速度每分钟仅0.05~0.1mL的出血。其敏感性是血管造影的10倍，能检出3mL/h的出血量。非创伤性，须在活动性出血时进行，用于胃肠道出血的定位诊断和寻找黑便或慢性贫血的病因。

7. 选择性内脏动脉造影

选择性内脏动脉造影可准确获得出血病灶的定位、定性和解剖学异常等诊断信息，同时也可采用药物灌注或栓塞疗法达到止血目的，或为内科及外科治疗创造有利条件。活动性出血速率>0.5mL/min是最佳适应证选择。小肠急性大出血为首选检查方法，阳性率为40%~86%。选择性内脏动脉造影对动脉出血和毛细血管出血的诊断较敏感，对静脉出血则难以明确出血病灶。对门静脉高压并食管静脉曲张出血虽不能确定出血部位，但常用以排除动脉出血，并为以后门体静脉分流手术提供解剖学信息。对于内镜未能明确出血病灶的大出血患者，或不能明确出血病灶性质者，或经内镜治疗出血仍然继续者，或出血一度停止又短期复发者，应尽早进行紧急动脉血管造影治疗。上消化道出血首选腹腔动脉、胃左动脉或胃十二指肠动脉。小肠出血和左半结肠出血首选肠系膜上动脉。但选择性腹腔内脏动脉造影属创伤性检查，不宜长期使用或列为首选，特别是出血静止期。

8. 手术探查

各种其他方法均不能明确出血原因和部位，而情况紧迫时，可行手术探查。小肠出血内镜进镜困难，而其他方法又不能明确出血部位和原因时，可在探查术中行小肠镜检查，是确诊小肠出血最有效的方法，成功率达83%～100%，可明确小肠出血的准确部位和原因。

（四）出血是否停止的判断

1. 周围循环状况

心悸、头昏、乏力等症状减轻，脉率、血压改善，提示出血减缓或停止，如患者表现为烦躁不安，出冷汗，脉搏增快，血压波动，虽经输液或输血，尽快补充了血容量，但血压和中心静脉压仍低于正常水平，表明仍在出血。

2. 排血状况

原频繁呕血、便血者，若呕血便血停止，且周围循环改善，提示出血减缓或停止；粪隐血试验持续阴性，提示出血停止；如果出血量达1 000mL左右，大便隐血试验阳性可能持续1周左右；若出血量超过1 000mL，大便隐血试验阳性会持续更长时间，其转阴时间与出血量及粪便排出速度有关。如患者持续有恶心、欲吐的感觉，甚至不断呕血或者从胃管内抽出新鲜血，排出柏油样黑粪的量与次数增加，也可能粪便呈暗红或鲜红色，提示消化道出血还在继续。

3. 其他

①肠鸣音亢进，排除肠道感染或药物等因素，往往提示继续出血。②血尿素氮持续或再次升高，排除肾前性和肾性因素，往往提示继续出血。③红细胞计数、血红蛋白、红细胞比容继续下降，提示继续出血。④胃液隐血试验阴性，提示幽门以上消化道出血停止。

五、老年消化道出血的临床特点

1. 无诱因和无先兆症状者多

在上消化道出血前，约半数老年患者既无诱因又无先兆症状，而表现为突然黑便或（和）呕血。

2. 临床表现不典型

部分老年患者无消化道失血表现，而首发严重贫血、心绞痛、休克、晕厥及精神症状，这种隐性出血容易导致误诊和漏诊。有些老年患者出血量大，但呕血和黑便不多，而呈现烦躁不安，短时间内血压突然降低，呼吸、心跳停止而死亡。

3. 出血量大，再出血机会多

老年人由于动脉硬化，血管收缩功能差，妨碍自然止血，因而出血量比青年患者大，出血量＞1 000mL/d者老年人占25%～46%，中青年仅占10%。大出血对老年人危害极大，因为老年人对低血容量的耐受性很差，大出血可导致心、脑、肾低灌注，易发生心肌梗死、缺血性脑卒中及肾功能衰竭等严重并发症。老年患者经治疗止血后，再出血的机会多（35.1%～40.7%），尤其是首次出血后48小时以内，再出血的次数为2～13次不等，平均3次。因此对老年患者即使消化道出血已停止，仍应密切观察，随时警惕再出血的可能。

4. 易发生多器官损害

老年患者不同于中青年患者，常有多种慢性疾病存在，在出血后易发生序贯性多器官功能损害，其发生率高达 22%。受累器官为心、肾、肝、脑等，以心脏损害多见，表现为心力衰竭、心肌梗死、心律失常、急性冠脉缺血等。器官损害与出血量有密切关系，出血量>2 000mL 者，100%发生器官损害，出血量为 1 000~2 000mL 者发生率为 21.5%；<1 000mL 者仅 5.9%，提示出血使有效血容量降低，导致器官供血不足及组织损伤。其损伤程度与缺血程度和持续时间有关。有研究发现缺血器官的血流再灌注可以加重原有组织损害程度，认为缺血后钙离子向细胞内涌入，使细胞钙超负荷，缺血所产生的过氧自由基以及白细胞对缺血组织毛细血管阻塞等因素，均能加重组织水肿、坏死，血黏度增高，导致器官损害加重。这说明缺血-再灌注对机体器官造成的重大损害，必然对衰老的器官带来严重后果。因此，对老年人上消化道出血不仅着眼于出血量多少，低血压程度及持续时间，而且要充分重视对衰老器官的损害情况。

5. 可发生高血钾症

老年人消化道出血可发生高血钾，尤其是有肾功能衰竭或服用保钾利尿剂者，这可能与肠道内红细胞分解而导致钾吸收增多有关。因此，上消化道出血患者应定期观察血钾浓度，以防高血钾症所致的心脏停搏。

6. 脉率不是估计失血量的敏感指标

老年人压力反射迟钝，不能对血容量的丧失做出迅速反应，故脉率不是老年人估计失血量的敏感指标。若患者由平卧位改为半坐位即出现头昏、出汗、晕厥，提示出血量较大，有紧急输血的指征。测定血压须考虑年龄因素，70 岁老年人的收缩压为 14.7kPa（110mmHg）时，提示血压已明显降低，血容量有严重丧失。出现直立位低血压，提示失血量达 25%；卧床有休克，表示失血量>50%。根据老年人血压、呕血、黑便情况，上消化道出血可分轻、中、重度。活跃的呕血或黑便伴休克为重度；活跃的呕血或黑便伴直立性低血压为中度；大便隐血试验阳性，血红蛋白降低，血压平稳为轻度。

六、治疗

（一）一般处理

1. 大量出血

加强护理，禁食，卧床休息，保持呼吸通畅，吸氧，记录尿量及排出血量，严密观察神志、体温、脉搏、呼吸、血压、肤色、静脉充盈等情况，有条件者行心电血压监护，必要时行中心静脉压测定。

2. 中少量出血

根据出血量、年龄、伴随病变等给以相应的护理、观察和监护；呕血、中等以上出血和静脉曲张破裂出血者须绝对卧床休息，严格禁食，其余患者一般可适当进食流质或半流质。

（二）补充血容量

老年人对缺血耐受力差，补充血容量应更为积极，输血指征应相对放宽。大量或较大量出血后，应尽快建立静脉通路。首先应迅速滴入复方氯化钾溶液或 5%葡萄糖盐水，严重休克时应输入血浆、浓缩红细胞。一般按 75mL/kg 体重推算正常血容量。对于中度休克，即收缩压 9.31~11.97kPa（70~90mmHg），脉率 110~130 次/分，伴有晕厥、苍白、皮肤湿冷等低血容量症状时，其输血量相当正常血容量的 25%；严重休克，即收缩压<9.3kPa（70mmHg）（若老年人原有高血压者应注意原血压的变

化），其首次输血量为正常血容量的40%~50%。老年人对连续大量输血的耐受性很差，如可能应测定中心静脉压，有助于评估输血（液）量，并可及早发现是否存在输液过多和充血性心力衰竭。若脉搏由细弱和快速转为有力和正常速率，肢体由湿冷转为温暖，血压和中心静脉压接近正常，每小时尿量超过30mL，提示血容量已补足。当病情处于平稳状态时，应逐渐减慢输液速度，尤其要注意老年心、肺、肾功能不全者，严防因输液、输血速度过快或总液量过多而导致急性肺水肿。在纠正失血性休克治疗中，一般不主张先用升压药物，在血容量基本补足后仍有血压低者可考虑升压药辅助纠正休克，改善血管活性。

（三）止血

1. 上消化道出血

（1）药物治疗

1）生长抑素：生长抑素及其类似物主要是指生长抑素八肽（奥曲肽、善宁、善得定）及十四肽（施他宁）。前者为生长抑素的类似物，半衰期长、价格便宜、使用方便；后者为生长抑素，半衰期短、价格较贵、需24小时维持。本类药物有抑制胃酸、胃泌素和胃蛋白酶分泌，减少内脏血流，减低门静脉压力，减少食管胃底曲张静脉的压力和血流量，保护胃黏膜等多重作用，可以有效治疗消化性溃疡和急性胃黏膜病变引起的出血以及食管静脉曲张破裂出血。

2）垂体后叶素：也可降低门静脉压力而止血，以往为本病主要治疗药物。但不良反应多，可诱发心绞痛、心律失常等，于老年人不宜。仅在受经济等条件限制，不得已时，谨慎使用。有心脏病、高血压者禁用。与硝酸甘油联用可使不良反应明显下降，并可减少出血复发率。

3）血管收缩剂：去甲肾上腺素6~8mg，加生理盐水30~100mL口服，6~8小时一次，生效快。吸收少，代谢快，故不影响心率、血压。但要慎防消化道黏膜的缺血性损害。冰盐水灌胃、孟氏液口服或内镜下喷洒等方法作用相似。

4）止血剂：局部可用凝血酶、云南白药、白及制剂、紫珠草制剂等。全身（静注、肌内注射）可用巴曲酶。冻干凝血酶原复合物用于有凝血机制障碍者。其他止血药如酚磺乙胺等效果不肯定。

5）抑酸剂：抑制胃酸分泌，抑制胃酸和胃蛋白酶对黏膜组织的自我消化；降低局部pH值，有利于血小板的聚集和出血部位凝血块的形成，是大部分上消化道出血最基本的治疗手段，相当部分患者经抗酸治疗即可止血。可用质子泵抑制剂奥美拉唑，40mg静脉注射1~2次/天，或40mg静脉滴注，出血控制后改为口服。其抑酸效果强，不良反应少，对消化性溃疡止血率达90%以上。也可用H_2受体拮抗剂如西咪替丁、雷尼替丁、法莫替丁等，先静滴，病情好转后改为口服。

（2）三腔气囊管压迫止血：为以往治疗食管静脉曲张破裂出血的主要方法，短暂疗效约80%，但短期内再度出血发生率高，且患者较痛苦。应用中须慎防黏膜受压坏死、气囊滑出堵塞咽喉、吸入性肺炎等并发症。现多在酚磺乙胺未能满意止血时配合使用。

（3）内镜治疗：具有针对性强、止血效果好等优点，但老年患者往往难以接受。①内镜下喷药适宜于局限性病变，药物有5%孟氏液、凝血酶、巴曲酶等，但应注意，孟氏液可引起强烈的平滑肌痉挛，患者可有强烈恶心有时甚至因强烈痉挛而无法拔镜。可在直视下用少量孟氏液准确地喷洒在出血部位，一般用量2~5mL，最多不超过10mL。②内镜下电灼、微波凝固、激光光凝或高频电凝止血。③内镜下金属夹止血法：对食管静脉曲张破裂出血的止血成功率为50%左右。④内镜下血管结扎止血法：难度大，但疗效较好，并发症少。⑤内镜下血管收缩剂或硬化剂注射止血：止血总有效率为85.4%，但可发生食管溃疡、胃溃疡、胸腔积液、纵隔炎等并发症，仅适用于其他方法无效而又不宜手术的高危患者。老年人上消化道出血，可因伴有血管硬化而持续或反复不止，此时可考虑用高频电凝或激光，但应严格掌握指征，慎防动脉出血、穿孔等并发症。

(4) 血管内介入治疗

1) 药物灌注治疗：是经动脉导管持续输入生长抑素或血管加压素等达到止血目的。但会加重高血压，引起心动过缓、心肌缺血、肠缺血、周围血管缺血导致相关性血栓形成等并发症。

2) 栓塞疗法：采用不同的栓塞剂如明胶海绵、金属圈等，经动脉导管选择性置放入出血部位的供血动脉，使其形成暂时性或永久性栓塞达到止血目的。

(5) 手术治疗：应根据患者的年龄、全身状况、出血速度、出血原因及内科治疗效果而定。如果失血量较大，出血速度较快，每小时输血500mL左右仍不能维持血压或反复出血，血压不稳定者或疑有肿瘤并消化道梗阻者应考虑外科手术治疗，但急诊手术比择期手术死亡率高，故原则上应通过非手术的综合治疗，力争止血后病情平稳或恢复一段时间再择期手术。而且，手术后有发生残胃癌等病变的危险性，故决定手术应慎重。

2. 下消化道出血

(1) 下消化道出血一经查明原因多先行保守治疗，可直接针对病因治疗，如抗炎、抗阿米巴、息肉摘除等。对大肠良性出血病变还可采用冰盐水灌肠，一般将8mL去甲肾上腺素加入100~200mL生理盐水中保留灌肠，使局部血管收缩而止血。绝大多数患者经此治疗可达止血目的，然后做进一步病因治疗。

(2) 内镜下止血：如局部喷洒或注射止血药物、切除息肉等，为治疗大肠出血的有效手段。当内镜检查发现出血系浅表病灶，可用5%孟氏液、去甲肾上腺素、凝血酶、医用黏合胶喷洒，这些药物有强烈的收敛、血液凝固作用。也可在出血灶周围注射1/1 000肾上腺素液止血。但更多的是采用高频电凝、激光、冷冻等方法止血。值得注意的是，当出血部位广泛或局部出血显示不清时，应避免用高频电凝止血。

(3) 血管介入治疗：①经导管注入垂体加压素：注射速度为0.2~0.4U/min，值得注意的是肠缺血性疾病所致的出血，垂体加压素滴注会加重病情，应为禁忌。还可选择巴曲酶等止血药。②选择性动脉栓塞疗法：分暂时性和永久性两种，适用于有外科手术禁忌证，一般内科方法止血失败的病例。对于消化道出血严重，但又不能手术的患者，可先行栓塞，待病情稳定后择期手术。

(4) 其他出血药的应用：酚磺乙胺通过减少内脏血流而止血，可用于大出血，特别是小肠肿瘤或血管畸形出血，内镜难以到达，其他内科方法难以奏效时。加压素（垂体后叶素）可用于大出血，但不良反应大，老年人应慎用，有心脏病、高血压者禁用。必要时还可用云南白药、巴曲酶、酚磺乙胺、氨甲环酸等。

(5) 外科手术一般应先查明出血部位和原因，再考虑是否需要手术治疗。恶性肿瘤等出血宜行手术治疗。①择期手术：大部分下消化道出血的病例经保守治疗，在出血停止或基本控制后，通过进一步检查明确病变的部位和性质，如有手术适应证，应择期手术。②急诊手术：适用于保守治疗无效，24小时内输血量超过1 500mL，血流动力学仍不稳定者；已查明出血原因和部位，仍继续出血者；大出血并发肠梗阻、肠套叠、肠穿孔或急性腹膜炎者。

(四) 其他治疗

1. 处理继发病变

急性肾衰竭，按休克引起的急性肾衰竭处理。对感染、肝性脑病等给以相应治疗。对于失血后贫血，可补充铁剂并适当增加蛋白质营养，血止后一般恢复较快。多糖铁复合物是一种呈螯合状态的非离子铁剂，用量小、吸收全、不良反应小；口服 150mg，1 次/天。老年人严重贫血可能加重原有的心、脑、肾等损害，必要时应输红细胞补充。

2. 治疗原发及伴随病变

老年人往往有心脏等重要器官的基础病，消化道出血后，这些伴随病变可能与失血性损害相互牵连而影响病情的演变。因此，在消化道出血的治疗、抢救中，应兼顾并重视心脏病等伴随病变的治疗，这往往成为抢救能否成功的关键。

七、预防

积极治疗原有病变，避免饮酒，避免损伤消化道黏膜食物、药物的摄入，必要时及早应用黏膜保护剂或抗酸剂。食管静脉曲张者，避免吞咽粗糙食物，口服药须磨粉，可用普萘洛尔加硝酸盐类降低门脉压。痔和大肠息肉患者注意保持大便质软、通畅。

(马江辰)

参考文献

[1] 陈旻湖，杨云生，唐承薇. 消化病学[M]. 北京：人民卫生出版社，2018.

[2] 于皆平，沈志祥，罗和生. 实用消化病学[M]. 北京：科学出版社，2016.

[3] 董卫国，丁一娟. 炎症性肠病诊疗规范[M]. 北京：人民卫生出版社，2019.

[4] 宋太平，巩跃生，魏淑娥，等. 新编大肠肛门病学[M]. 北京：人民卫生出版社，2019.

[5] 诺顿.J. 格林伯格. 胃肠病学、肝脏病学与内镜学：最新诊断和治疗[M]. 陈世耀，沙卫红，译. 天津：天津科技翻译出版有限公司，2016.

[6] 何文英，侯冬藏. 实用消化内科护理手册[M]. 北京：化学工业出版社，2019.

[7] 丹·隆戈. 哈里森胃肠及肝病学[M]. 钱家鸣，译. 北京：科学出版社，2018.

[8] 叶丽萍，毛鑫礼，何必立. 消化内镜诊疗并发症的处理[M]. 北京：科学出版社，2018.

[9] 王天宝，尉秀清，崔言刚，等. 实用胃肠恶性肿瘤诊疗学[M]. 广州：广东科学技术出版社，2016.

[10] 典晓东，邓长生. 老年胃肠病学[M]. 北京：人民卫生出版社，2017.

[11] 唐承薇，张澍田. 内科学-消化内科分册[M]. 北京：人民卫生出版社，2015.

[12] 林三仁. 消化内科诊疗常规[M]. 北京：中国医药科技出版社，2012.

[13] 林三仁. 消化内科学高级教程[M]. 北京：人民军医出版社，2016.

[14] 陈筱菲，黄智铭. 消化系统疾病的检验诊断[M]. 北京：人民卫生出版社，2016.

[15] 李荣宽，陈骏，王迎春. 消化内科处方分析与合理用药[M]. 北京：军事医学科学出版社，2014.

[16] 刘晓政. 新编临床消化内科疾病诊疗精要[M]. 西安：西安交通大学出版社，2014.

[17] 辛维栋. 临床常见肝胆疾病诊治与护理[M]. 青岛：中国海洋大学出版社，2015.

[18] 孙忠人，赵旭，谷慧敏. 实用肝胆病临床手册[M]. 北京：中国中医药出版社，2015.

[19] 鲁晓岚，戴菲，龚均. 简明实用肝脏病学[M]. 西安：世界图书出版西安有限公司，2014.

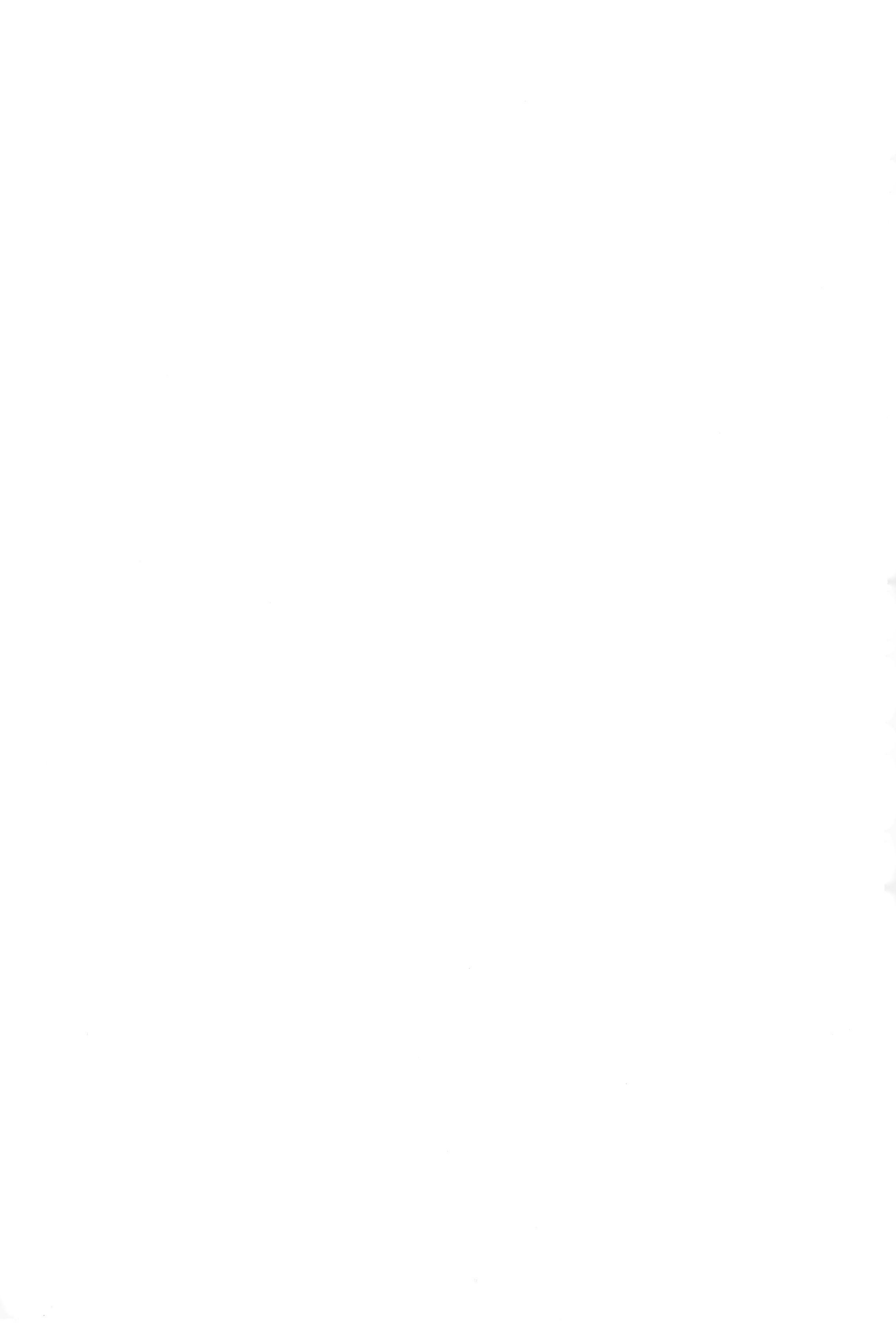